中医 海外赤子 学术文丛

痛症经络逆向刺激疗法

冷三华 ■ 著

人民卫生出版社

图书在版编目（CIP）数据

痛症经络逆向刺激疗法/冷三华著.—北京：人民卫生出版社，2017

ISBN 978-7-117-25133-4

I.①痛… Ⅱ.①冷… Ⅲ.①经络-穴位疗法 Ⅳ.①R245.9

中国版本图书馆 CIP 数据核字（2017）第 238016 号

人卫智网	www.ipmph.com	医学教育、学术、考试、健康，购书智慧智能综合服务平台
人卫官网	www.pmph.com	人卫官方资讯发布平台

痛症经络逆向刺激疗法

著　　者：冷三华

出版发行：人民卫生出版社（中继线 010-59780011）

地　　址：北京市朝阳区潘家园南里 19 号

邮　　编：100021

E - mail：pmph @ pmph.com

购书热线：010-59787592　010-59787584　010-65264830

印　　刷：北京画中画印刷有限公司

经　　销：新华书店

开　　本：710×1000　1/16　印张：14　插页：2

字　　数：228 千字

版　　次：2017 年 11 月第 1 版　2018 年 10 月第 1 版第 2 次印刷

标准书号：ISBN 978-7-117-25133-4/R·25134

定　　价：86.00 元

打击盗版举报电话：010-59787491　E-mail：WQ @ pmph.com

（凡属印装质量问题请与本社市场营销中心联系退换）

著者简介

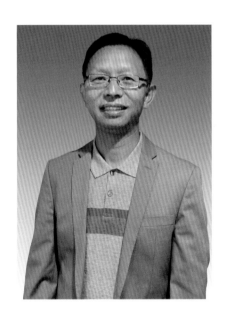

　　冷三华,男,湖北孝感人。先后获得中医学士、硕士和物理治疗博士。现为美国纽约州执照物理治疗师、针灸师,穆里根手法治疗师。

　　早年在同济医院学习、工作期间从事黄连素治疗糖尿病的研究,相关论文获得第五届中国科协期刊优秀学术论文奖。2005~2008年开始在美国芝加哥大学从事糖尿病胰岛素抵抗分子机制研究。近年来专注于疼痛的临床研究。

　　经过20多年中西医结合的学习、研究、临床工作积累后,构建了经络的C神经网络模型。这个模型,用C神经网络的解剖与功能特点来解释经络的各种功能与现象,使经络真正成为功能与解剖的统一体。逆向刺激疗法是在C神经网络模型指导下构建的临床诊疗体系,适用于包括痛症在内的多种疾病的诊疗。

鸣谢

金秋十月，此书即将付印之际，回想一路走来，数不尽帮助过我的人，无尽感怀。

感谢含辛茹苦的双亲，在生活拮据的条件下支撑着让我接受高等教育。而我成年后没能守候在父母身边，愧疚油生！

感谢我人生的第一位伯乐——赵晓理老师，在我生病住院的十七天里，像照顾儿子一般照顾我。在我的学业生涯中，一直勉励我勇攀高峰！

感谢我的第二位伯乐——陆付耳教授，将我带进科研的殿堂，一直勉励、鼓励我前进！

感谢芝加哥大学 Xiao Jian Sun 教授、多米尼加学院 Valerie Olson 教授的谆谆教导！

感谢我的母校——湖北中医药大学、华中科技大学、多米尼加学院对我的教育和培养！

感谢我的校友张德超先生和江红女士，与我一起为逆向刺激疗法命名，为拍摄照片同心协力，为此书校正辛苦努力！

谢谢参与拍摄的郑奕飞先生、杨绮慧女士、郭奕女士的辛苦努力！

感谢所有的一起工作、交流的亲友、同事，谢谢您们的关心和帮助！

愿所有关心我、帮助我的人健康、幸福！

感谢我的女儿冷静和张柔依的爱，我也无限地爱你们！我以此书作为一件重要的礼物送给你们，希望有一天，你们能够读懂这本书！

冷三华

二〇一七年十月二日

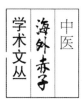

 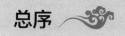

总序

美国中医学院院长　　　　　　　　　　**巩昌镇　博士**

越是民族的,就越是世界的。

中医四十年的海外之路就是这一命题最有力的证明。

呈现在读者面前的这一套《中医海外赤子学术文丛》,是中国改革开放四十年来中医针灸学者在海外传承、创新和融合的结晶,全面反映了一代海外中医人的思考与奋斗、梦想与光荣。

四十年前,国门大开,中国学者走向世界,中医医生也开始走向世界。他们肩负中国最优秀的传统文化行迹天下,走到哪里就在哪里扎根。他们在不同地域、不同国家,服务于不同肤色的民众。从美国的纽约到塞舌尔的维多利亚,从英国的伦敦到巴西的圣保罗,从马来西亚的吉隆坡到南非的开普敦,诊所星罗棋布,遍布寰球,成了当地社会宝贵的医疗财富。除了开业服务,他们还宣传演示,兴办教育,著书立说,推动立法,努力把中医针灸推及各国医学卫生领域。

四十年来,海外中医针灸,一方面,不失传统,克绍箕裘,另一方面,又有所发展,有所创新。传承与创新,相辅相成,尤其是,在异国他乡,针灸这一朵奇葩,经过四十年的发展,终于绽放满枝,熠熠生辉。无怪乎,中国的针灸医生获得了大部分国家的认可,这在众多专业人才中,可谓独占风气,实在是中医走向世界的一个高耸的地标。

《中医海外赤子学术文丛》全面检阅了海外中医针灸学者四十年来的学术成就。《文丛》着力突出四个方面:

第一,传承性。文丛的作者都是中国中医院校培养出来的优秀学子,是祖国医学的直接传承者。他们虽侨居海外,不忘挖掘经典,孜孜矻矻,从经典中寻求智慧,寻求答案,并将经典发扬光大。《文丛》是他们继承传承的一份成绩单。

第二,前瞻性。四十年来,海外中医医生致力于学科交叉地带的创新。《文丛》反映了他们把中医针灸融入新的医学领域的努力,展示了中医全球发展的光辉前景,也必将为祖国医学的繁荣与进步提供重要借鉴。

第三,实用性。《文丛》作者都是临床一线的实战人物。他们日出日落,反复摸索怎样使理论切实可用。丛书记录了许多临床实例,充分体现了理论和应用的紧密相连,为临床医生提供了不可多得的范例。

第四,开放性。《文丛》不拘统一的格式,不受教科书的束缚。丛书每一册都代表着作者的独特个性:一个方剂、一种针法、一个理论、一种学说,都是自己的,不是别人的。丛书包容个性,海纳百川。

四十年前,中国的中医针灸走向世界;

四十年后,海外的中医针灸又回报祖国。

海外的中医针灸是中国的;

中国的中医针灸是世界的。

2017 年 9 月 9 日
于美国明尼波利斯美国中医学院

逆向刺激疗法：
结构与功能统一的诊疗体系

　　什么是逆向刺激疗法？逆向刺激疗法是以认识经络解剖与功能为基础，按照白箱方法构建的诊疗体系，它与用黑箱方法构建的传统针灸、推拿诊疗体系有质的差异。

　　传统的十二经脉中，手之三阴，从胸走手；手之三阳，从手走头；足之三阳，从头走足；足之三阴，从足走胸。这个环状经脉系统被认为是联系脏腑肢体，通行气血的主要通路。笔者认为，基于环状经脉理论与痛症关系认识的传统针灸，立竿见影的案例并不鲜见，但稳定、高效地重复往往因人而异、因时而异，给临床医生尤其是初学者造成困惑。这个模型是通过黑箱方法构建的——即在不知道经络解剖结构，不知道经脉与血脉的区别的情况下构建的理论。它的构建存在明显失误[详见《经脉理论还原与重构大纲》（101 页），黄龙祥著，人民卫生出版社 2016 年版]，与临床实践并不能高度吻合。如果这个环状的联络脏腑肢体的经络假说是正确的，那么在截肢的情况下，经络被截断，气血就不能运行，病人是不能存活的，而事实并非如此。这个封闭环状结构模型，不能像开放系统那样整合新的经验事实，阻碍了针灸学术的进步。当前，针灸的实践早已超越了这个经络模型，比如董氏奇穴、耳针、头皮针都有临床效果，但无法整合到这个环状模型中。在这种情况下，必然会产生新的假说来解释临床现象（比如生物全息论）。环状经脉模型的缺陷和滞后被暴露无遗。

　　解决目前针灸理论困境的关键是找到经络的解剖结构，从而将针灸理论建立在白箱方法基础之上。目前经络神经学说已经积累了两大证据，一是用生化方法证明针灸通过脑内啡肽起作用，一是通过功能核磁共振的方法证明针灸通过脑功能区起作用。逆向刺激疗法在这两大证据的基础之上，进一步将针灸从外周到脑的信号传递通路勾勒出来，阐明该信号通路的调节机制，从而找到针灸治疗疾病的本质：即以脑中枢为核心的信号传入、传出机制。信号的传入是通过针灸、推拿等治疗方法完成，信号的输出是由脑中枢控制的。信号的输入影响信号的输出，后者决定治疗的效应。在明确信号输入、输出的关系，明确如何最佳输入信号的基础上，建立了经络C神经网络模型，并将以该模型指导治疗的方法称为逆向刺激疗法。"逆向"是指脑功能区信号的输入、输出的方向是相反的，治疗的核心是针对脑功能区信号的输入机制，获得最佳的输入信号，从而获得最佳的输出信号——即治疗效果。逆向的另一层含义，是与现有的疼痛诊疗实践相比，从理念到技术都不同。

C神经网络敏化是进化过程中保留下来的在受损情况下保护机体的普遍机制，它的普遍性决定了以C神经网络为基础的逆向刺激疗法具有高度可重复性。因为逆向刺激疗法根据C神经感受器分布的皮、脉、筋、肉、骨五种组织的特性，设计具有针对性的诊断和治疗方法，思路清晰，层次清楚，不需要黑箱方法所采用的抽象的哲学概念，比如阴阳五行、易经八卦等。因此，无论是中医还是西医，都能理解这个理念，从而推动针灸理论与实践的发展。再者，与封闭的环状经络系统相比，逆向刺激疗法采用的C神经网络是树状经络模型，属于开放的系统，能够整合古今各种经验事实，从而释放针灸发展的空间。

总之，逆向刺激疗法是传统针灸与现代的信息学、神经科学整合而产生的一种新的诊疗体系，不仅适用于针灸，也适用于推拿；不仅适用于痛症，也适用于非痛症的诊疗；不仅适合中医人员，也适合西医人员学习、掌握。

逆向刺激疗法与传统针灸推拿对照表

	传统针灸推拿	逆向刺激疗法
哲学渊源	孕育在古代哲学胚胎之中，独立于现代医学之外	独立于哲学母体，整合于现代医学之中
思维方法	以取类比象为主	逻辑思维
研究方法	黑箱方法，从功能推测解剖	实证方法，功能与解剖相互印证研究
对心与脑的认识	心主神明	脑主神明

续表

	传统针灸推拿	逆向刺激疗法
对经络的认识	经络与脏腑有归属关系	经络与脏腑只是联络关系
对腧穴的认识	静态腧穴观	动态腧穴观
对疼痛的认识	痛则不通,通则不痛	C 神经网络敏化
治疗原则	辨证论治为主	注重触诊;同经配穴;注重体位;立即见效

自序

题西林壁

苏轼

横看成岭侧成峰，远近高低各不同。

不识庐山真面目，只缘身在此山中。

这首诗揭示了一个普遍规律：观察事物，如果视角不同，见识就会不同；认识事物，如果置身其中，反而难辨真面目。作为探索者，一定要意识到我们所处的位置对认识事物的限制。从不同的视角去审视同一事物，才能识得真面目。

针灸实践历经数千年，黄帝、岐伯、扁鹊、华佗等奠基者，名垂古今，功高至伟。古今医家，鲜评其短。当时的哲学、思想、文化、技术，决定了只能用功能推测解剖的方法。其缺点是不可能发现经络的解剖结构。所谓经络，就是刺激→效应点的功能联系。要寻找这种功能联系的解剖，还需要采用从解剖到功能的方法。笔者25年前在湖北中医学院读中医本科专业时，除了学习本专业设置的中西医课程外，自己购买西医院校采用的教材自修。毕业后，在同济医院中西医结合科和西医内科各科室进行卫生部住院医生规范化培训。后来在华中科技大学同济医学院攻读硕士，在美国芝加哥大学从事糖尿病胰岛素抵抗分子机制的研究，在美国多明尼加学院攻读理疗博士。这些学习、研究和临床的积累，让我对从解剖建立起来的现代医学大厦有了清晰的认识。这使我具备了从解剖到功能认识针灸理论的基本能力。

在理疗、针灸的临床实践中，我发现了逆向刺激疗法。这个疗法以敏化点作为观察对象,注重触诊和体位,采用经络辨证,远近同经配穴,针刺或手法治疗,以立即见效为最低标准。

敏化是生物进化过程中形成的一种普遍机制[1]。在机体反复或严重损伤的情况下,神经系统对外界刺激的敏感性增加,以保护机体避免再次受伤。对机械性刺激敏感性增加表现为痛阈降低,即正常情况下不引起疼痛的压强也会产生疼痛。痛阈降低的区域称为敏化区,敏化区中痛阈最低的小区域称为敏化点。穴位与非穴位组织都可以敏化。组织痛阈的改变反映疼痛严重程度的变化。逆向刺激疗法以敏化点痛阈的变化为观察对象。

对穴位、非穴位敏化程度的判断,触诊是最直接、最简单且可靠的方法。因为当前很多针灸师采用脏腑辨证,按证配方,依方取穴,忽视触诊,甚至连揣穴的程序都没有。触诊是对《灵枢·筋经》"以知为要,以痛为输"的运用。《灵枢·九针十二原》"刺之要,气至而有效,效之信,若风之吹云,明乎若见苍天,刺之道毕矣。"针灸应该立即见效。立即见效是以触诊为基础的,没有触诊,针刺的疗效就有碰运气的成分。因为穴位的敏化点是可以随病理变化而变化的。如果不触诊,针就有可能不是扎在穴位的敏化点上,也就达不到最好的效果,疗效的稳定性、可重复性就下降了。触诊要求找到敏化点,并且要判断敏化点所在五体组织(皮、脉、筋、肉、骨),因为不同的五体组织适用的针刺方法不同(五体触诊的方法与鉴别方法见第9章第2节)。

体位要求是以疼痛的阀门机制为基础的。机体有 A 类和 C 类传入神经通路。A 类传入神经纤维粗,速度快;C 类传入神经细,速度慢。体位变化会影响肌肉的长度,肌肉的长度会影响 A 类神经纤维的激活程度[2]。A 类神经激活可以阻断 C 类神经信号的传入[3]。因此,调节体位可以调节 C 类神经通路的开闭。治疗敏化点时,通过调节体位,减少 A 类信号的传入,就可以开放 C 神经信号通路(第 5 章图 5-3)。《灵枢·本输》中记载尺泽、曲泽、曲泉、阴谷、委中、曲池等要求关节弯曲时取穴,阴陵泉、阳陵泉要求关节伸直时取穴,等等。可惜的是以前中医理论没能解释清楚为何有体位要求,所以临床重视取穴体位的人并不多。如果用中医理论来解释体位对治疗效果的影响,那就是经络的开闭受体位的影响,调节体位使经络处于最大开放状态,就有可能取得最佳治疗效果(全身敏化点的体位要求见第 14 章)。

　　远近配伍是针灸最基本的配穴方法之一。逆向刺激疗法在触诊的基础上将远近配穴更加精确化，从而可获得更稳定的疗效。局部取穴通过触诊找到敏化点，通过敏化点的位置判断病变的经络，在病变经络上寻找远端敏化点。然后同时刺激局部和远端敏化点。这样会有以下效应：①脑背外侧前额叶皮层在分析远近两个部位的信息时，会降低对局部敏化点疼痛的感受。脑背外侧前额叶皮层是分析判断优先处理重要信息的功能区[4]。生活中，一心不能二用，就是脑背外侧前额叶皮层功能的体现。当远端穴位的压痛等于或大于局部敏化点的压痛时，脑对局部敏化点的疼痛感受会大大降低。②对同经络上的远近部位的刺激可以激活它们共同的脑功能区，从而起到协同治疗作用（见第 11 章）。

　　在使用逆向刺激疗法的过程中，发现大多数患者同侧同一经络取穴就可以马上见效（10 秒之内），而对侧取穴则达不到这样的效果。这提示左右同名的经络的信息传导路径是不同的。在使用逆向刺激疗法时，要求找到特定的发生病变的经络，选择这条经络上的局部和远端敏化点。同经取穴也是逆向刺激疗法的一条原则。

　　与传统的针刺方法相比，逆向刺激疗法有三大特点：①采用敏化点作为参考指标。敏化点是体征，可以用触诊来发现，也可以用仪器定量测量。传统的针刺注重症状，即使在经络辨证中也忽视触诊体征（第 9 章）。因此，本书补充了触诊体征的内容，并且增加了五体（皮、脉、筋、肉、骨）触诊方法、五体鉴别方法，使经络辨证更加完整、精确。②可以立即见效。病人可以立即描述敏化点压痛的变化，从而在做手法时就可以及时（10 秒钟内）判断疗效，而不是等治疗结束后再判断，更不是治疗几次后再判断。③重复率高。重复率高是以触诊技术为前提的。如果不重视触诊，即使针刺同一穴位，效果也会有差别。因为穴位敏化点并不是固定不变的位置，需要触诊才能精确针刺到穴位敏化点。同一穴位在不同的古书中，描述的位置并不相同，甚至连归属的经络都不同。这不是谁对谁错的问题，只是作者基于自己的触诊实践经验的总结。笔者在阅读过程中，体会到《黄帝内经》描述穴位时，是描述穴位的触诊位置，并不是后人采用的同身寸测量定位针刺部位的概念（第 8 章）。《黄帝内经》以后的医书对穴位描述越来越精确，以至于很多针灸师只用目测就确定进针部位。这显然不是进步了，因为临床疗效及疗效的稳定性都会下降。

　　在使用逆向刺激疗法过程中，绝大部分患者立即见效，也有不能立即见效的病例。经过摸索后，找到了能够立即见效的方法。这些病例，往往都有精神因素，比如慢性疼痛史、创伤、精神压力等引起的应激（stress）。这样的患者脑功能中枢的调节功能下降，因此对针灸或手法刺激的反应差。这样的病人往往膻中穴高度敏化，采用逆向刺激疗法提高膻中穴的痛阈后，再使用常规的逆向刺激疗法，又能立即见效（第 11 章第 5 节）。因为是否立即见效，直接关系着治疗的效果，关系着患者对医者的信任程度，因此临床上都应该追求立即见效。这样，立即见效就成为逆向刺激疗法的又一标准。不能立即见效者都算治疗无效。

　　立即见效并不是立即痊愈的概念，痊愈需要规范的、连续的治疗，这涉及疼痛记忆的概念。疼痛记忆分子机制的研究于 2000 年获得诺贝尔生理学或医学奖[5]，是有坚实证据基础的概念。慢性疼痛患者的疼痛记忆与杏仁核有关。经过系统的、规范的治疗，疼痛的记忆有可能去掉，从而获得痊愈的效果。

　　在逆向刺激疗法中，刺激与效应有着直接联系。根据临床经验，在一定范围内，治疗效应与有效刺激量呈正比，用公式表达就是效应（E）＝系数（C）× 有效刺激量（S）。系数与中枢功能区的功能状态有关。当系数很低时，治疗效果就差，需要更长的时间治疗。慢性病患者系数比急性病患者低，需要更持久的治疗。有效刺激量不是单纯的外界刺激量，而是达到中枢功能区的刺激量。其中影响最大的一个因素是阀门机制，因为它可以关闭刺激 C 神经信号的传入通路（第 11 章）。逆向刺激疗法通过尽可能增加有效刺激量达到最佳治疗效果，是一种以痛止痛的方法。以痛止痛是逆向刺激疗法的另一原则。

　　虽然本书以痛症为治疗主要的病症，但逆向刺激疗法并非仅适用于痛症，而是适用于所有针灸适用病症的治疗。笔者用逆向刺激疗法观察了大量运用经络治疗痛症的功能效应。然而，它只能证实经络的功能效应，并不能找到经络的解剖。在这点上，我与古人的局限性是完全一样的，所以我决定在专业期刊上寻找经络解剖的蛛丝马迹。

第一步,寻找介导纵向循经疗法的神经机制。这是一个大量阅读、分析、思考、筛选的过程。这个过程中学习了疼痛的三维性,疼痛的中枢敏化机制,误感性疼痛,超敏性疼痛,疼痛记忆,疼痛上行通路、下行通路等新知识、新概念(第 11 章)。这使我对疼痛的认识有了质的提高,"欲穷千里目,更上一层楼",有了这些新知识,我将经络的解剖结构备选缩小到两种神经元:A-δ 神经元和 C 神经元(第 5 章表 5-1 四种传入神经纤维的生理特性)。

在对 A-δ 神经元系统考核的过程中,发现它主要功能不是参与调节机体功能平衡的调控[6]。中医的知识让我明白,经络一定是参与机体功能平衡调节的结构。因此,否定了将它作为经络解剖结构的基础。接下来考察 C 神经元,我阅读了所有可能搜索到的关于 C 神经纤维的文章,将其归类为解剖结构、生理功能、病理变化、治疗作用等几个方面。这涉及 1500 多篇英文论文的阅读、思考和整理(第 5 章)。

神经经络学说有两大研究证据。一是针刺调节内啡肽水平的研究[7]。内啡肽是由神经细胞分泌的,所以神经系统介导了针刺的功能效应;二是用功能性核磁共振观察到在针刺前后脑功能图像的改变[8-10]。这两项证据都坚实可靠,但是神经经络学说在解释循经感传现象时遇到了难题(不同传入神经纤维的传导速度见第 5 章表 5-1)。A 类传入神经纤维速度 5~120 米/秒,而循经感传的速度是每秒几厘米到几十厘米。因为两者速度的不吻合而使神经假说受到挑战。当考虑传入 C 神经纤维时,发现其传导速度(0.5~2 米/秒)与循经感传的速度最接近。经过仔细阅读英文杂志,发现在测算 C 神经纤维传导速度时有 5 点系统性误差(第 5 章第 5 节),都是高估了 C 神经纤维的实际传导速度。尤其是,在特定刺激条件下,其传导速度可以大大降低[11],在病理条件下会进一步降低[12]。近年来用一种新的数学模型测算人类的 C 神经纤维的传导速度为 69 厘米/秒[13]。这个速度与循经感传的速度在同一数量级。事实上,循经感传与刺激激痛点的牵涉痛速度是完全一样的,而后者被证明是由 C 神经纤维通路介导的[14-15]。这就是说,C 神经纤维的传导速度与循经感传的速度是完全吻合的。

速度这个主要障碍解除后,就需要把 C 神经解剖与经络的功能联系起来研究,即采用从解剖到功能的方法。有意思的是,C 神经元具有其他所有的传入神经都不具有的特点(第 6 章)。C 神经纤维是惟一没有髓鞘的神经元,其外面只有很薄的施万细胞包裹,因此绝缘性很差。这一特性人类知道很久了,但没有人往功能方面进行实质性探索,而经络的秘密可能就在于此。"踏破铁鞋无觅处,得来全不费工夫"。因为 C 神经纤维绝缘性很差,所以这些纤维邻近排列时,就会发生电信号从一条纤维传到邻近纤维的情况。神经电信号是一种功能信号,因此产生了功能联系。这种因为位置邻近而发生的功能联系,称为邻接联系。C 神经纤维都是几根到几十根平行排列在一起,构成雷马克束结构[16]。雷马克束外有施万细胞包裹,起到一定的绝缘作用。雷马克束内部的 C 神经纤维可能直接接触,从而能够相互传导电信号。除了雷马克束外,可能还有其他的邻接方式,比如缝隙连接[17]。邻近连接的解剖结构引申出机体广泛的功能联系。

体感中枢是接受刺激信号形成感觉的功能区。体感中枢也有一个与整体的人的各个部位相对应的小人,称体感小人。我们感觉的定位实际上是以体感小人上的定位为准的。同一邻接联系中,其 C 神经纤维感受器的部位不同,它们的信号达到体感中枢的部位不同。当神经冲动通过一支 C 神经纤维传到另一支 C 神经纤维时,意味着人的感觉定位从一个部位移动到另一部位,这就形成了循经感传现象。循经感传是以 C 神经网络中的邻接联系为基础的(第 5 章第 5 节)。

五输穴通过邻接联系产生远治功能。比如合谷治疗牙痛。合谷的传入 C 神经纤维通过臂丛神经进入脊髓,沿着侧脊髓丘脑束上行经过颈髓和延髓。牙周的传入 C 神经纤维进入三叉神经,通往脑桥。与 A 类传入神经纤维直接往上行不同,传入 C 神经纤维从脑桥往下行到延髓、颈髓,然后交叉到对侧,与二级 C 神经以突触连接,然后沿着三叉丘脑束腹侧上行。三叉神经往下绕行过程中,刚好与侧脊髓丘脑束在延髓、C_1、C_2 脊髓节段处构成邻接联系[18-19](第 5 章图 5-7)。临床上,刺激合谷的电信号,就能通过邻接联系,传导到牙周传入 C 神经网络,到达脑功能区,从而治疗牙痛。脊髓丘脑束与三叉神经丘脑束邻接联系在瓦伦贝格综合征病人的尸体解剖中得到证实[20]。

背俞穴通过邻接联系治疗脏腑的疾病。内脏分布有传入 C 神经感受器,其神经纤维随着交感或副交感神经进入脊神经,进入脊髓后脚;背俞穴分布也有传入 C 神经感受器,其纤维进入脊神经,进入脊髓后脚。内脏和背俞穴传入 C 神经纤维进入脊髓后,都上行或下行 2~3 脊髓节段。两者在脊髓后脚附近或在脊髓内构成邻接联系[14](第 5 章图 5-6)。这样,刺激背俞穴的电信号可以传到内脏传入 C 神经纤维到达的脑功能区,促进后者发出调节性指令,从而调节内脏的功能。

针至病所的刺法通过 C 神经网络产生治疗作用。针至病所的刺法是在经络理论产生之前占据主导地位的针刺方法(第 1 章),在经络理论产生之后被忽视,但它是疗效卓著的治疗方法。现代医学所谓的干针疗法,实际上是针至病所的刺法。理疗师用循证医学方法论证后,"大举入侵"针灸的领域,并且声称不是针灸,谬误至极。针灸师应该重视这种历史上曾经辉煌的刺法。五体刺法,即针刺皮、脉、筋、肉、骨,是针至病所的刺法。这些组织的传入 C 神经纤维将刺激的信号传到相应的脑功能区,脑功能区通过分析后,发出功能调节性传出信号,从而起到治疗作用。这种近治作用是通过 C 神经网络与中枢功能区的直接联系而产生的(第 5 章第 6 节)。

这样,针灸的近治和远治作用具有共同的解剖基础,它们通过 C 神经网络统一起来,使结构和功能相互印证。历史经过 4000 年以上针至病所的刺法,转型到经络理论后又经历了 2000 年以上,现在完成螺旋式上升,将两者统一于 C 神经网络,形成完整的针灸理论,总共经历了 7000 年以上历史跨度。C 神经网络模型建立后,针至病所的刺法和经络腧穴的刺法都需要重视。以文献考证为线索,在临床事实的基础上,找回被遗忘的五体刺法,是 C 神经网络模型的内在要求。

明确 C 神经网络就是经络的解剖基础后,就可以用 C 神经网络来构建经络的解剖模型,完成从解剖到功能的论证,整合历史上针灸的经验事实。古人在构筑经络模型的时候,采用从功能推测解剖的路线,它实际上是刺激点与效应点联系的功能路线,并不是真正的解剖路线。本书不拘泥于古人对经络路线的具体描述,而是抓住其核心问题,即机体的远端功能联系,来构建经络的解剖模型。

C神经网络分为四肢、躯干、颈部、面部、内脏（交感和副交感）、迷走神经、传入C神经网络等部分。这些传入C神经网络之间通过邻接联系构成远端功能联系。每条正经都由上述几部分通过邻接联系而构成。这样，可以用C神经网络将十二正经重构出来（第7章C神经网络模型）。

在构建C神经网络模型的时候，采用黄龙祥、黄幼民教授合著的《针灸腧穴通考》整理的穴位功能为蓝本[21]。这本书对历史上穴位的名称、定位、功能进行了系统考证，纠正了许多历史流传中的错误，因此可信度很高。整合过程包括两个步骤（第7章第4节）：①通过已经证明的解剖学知识，将C神经网络通路勾画出来，并且找出每个穴位和脏腑的传入C神经脊髓节段；②通过脏腑具有的特征性功能，找出它的所有治疗穴位。比如，咳嗽和气喘为肺脏的病症，找出所有治疗咳嗽和气喘的穴位。把①②的结果进行对照，结果发现，所有穴位的功能，都可以用C神经网络的解剖进行解释。不仅如此，还发现了横向关联律。

"经络是机体的纵向关联律"[22]，这个总结是以目前的十二正经为基础的，是完全正确的。但是，十二正经在躯干部分的穴位功能，与它们归属的脏腑功能并不吻合。比如，肺俞穴治疗咳嗽，与膀胱的功能没有关系。这就是说，将肺俞穴归入膀胱经是毫无意义的。在系统整理任脉、督脉、足厥阴经、足少阳经、足太阴经、足阳明经、足少阴经、足太阳经等在胸腹部的穴位时，发现它们都有治疗咳嗽、气喘的穴位（第7章第4节），这不是用纵向关联律能够解释的。C神经网络系统中，前胸壁的传入C神经纤维进入肋间神经，然后进入胸脊神经前支；背部的传入C神经纤维进入胸脊神经后支；肺脏的传入C神经纤维进入交感神经，进入交感干，然后进入胸脊神经前支。这三部分传入C神经纤维在脊髓内上行或者下行2~3脊髓节段，然后与二级C神经纤维以突触连接。这种解剖结构，使得这三部分传入C神经纤维能够在脊髓后脚附近或者在脊髓内构成邻接联系。这种邻接联系的存在，使得在刺激前胸或者背部的传入C神经纤维时，信号可以传导到肺脏传入C神经网络到达的脑功能区，从而产生治疗咳嗽、气喘的功能。这三部分C神经网络实际上是横向联系，所以称为横向关联律，或横向经络（第12章）。

在构建C神经网络模型时，除了发现横向经络外，还发现十二正经的脏腑归属并不是与经验事实完全吻合（第 7 章第 4 节）。部分脏腑与经络吻合度高，如手太阴肺经；部分脏腑与经络吻合度低，如手阳明大肠经。本质上，脏腑与经络之间的关系是联络关系，而不是归属关系。在早期的经络系统中，经络并不归属于脏腑。《灵枢·终始》记载"人迎一盛，病在足少阳，一盛而躁，病在手少阳"，该篇并没有将经脉归属于脏腑。《灵枢·经脉》记载"三焦手少阳之脉""胆足少阳之脉"，该篇强调经脉的脏腑归属，是构建经络环状模型的关键篇章。将经络归属于脏腑，就是为了构筑经络的环状模型。经络的环状模型造成了经络理论的混乱，也与临床事实矛盾（第 3 章）。

　　用 C 神经网络构筑经络解剖模型，一个重要的学术问题就浮现出来。在经络体系里，心主神明，心为五脏六腑之大主。而在 C 神经网络中，脑有很多调节机体平衡的功能区，且所有的 C 神经网络都通向脑的功能区，而不是通往心脏。这显然是一个心与脑功能的错位问题。事实上，早在明代，《医学心悟》中就提出，主神明之心并不是胸中之心；李时珍更是明确提出：脑为元神之府。将神明之心的功能回归于脑并无理论障碍，反而理顺了逻辑（第 7 章第 1 节）。可是，即使很多医家认识到这一点，但都没有完成脑功能的归位问题，这涉及经络环状模型的特征（第 3 章）。简单地说，经络理论由树状模型演变成环状模型后，就变成了封闭的模型，很难整合实践中的新认识、新经验。同样，对脑的新认识很难整合到这个环状模型中。事实上，自《黄帝内经》后经络理论从来没有发生重大突破，也与这种环状封闭模型有内在联系。经络 C 神经模型要求将神明之心的功能归于脑，即脑为精神、意识、思维活动、五脏六腑、五体官窍的主宰。也就是说，脑是全身功能平衡的真正主宰，它通过 C 神经网络收集全身的生理、病理信号，做出分析、处理，通过传出信号系统发出功能调整的指令，从而产生功能效应。

　　将脑的功能归位后，要分清脑与全身五脏六腑、五体官窍在功能上的区别与联系。脑的功能是调节机体平衡，是信号的接受、处理和指令发出者，并不是具体功能的实施者；五脏六腑、五体官窍是具体功能的实施者。因此，脑与其他器官是指挥与被指挥的关系，也就是主宰关系。但脑不能代替其他器官实施具体的功能。经络就是脑与五脏六腑、五体官窍的信号联系系统，是通过 C 神经网络及其邻接联系实现的。

如果把纵向经络和横向经络作为一个整体思考,就豁然开朗了。这是人体进化的结果。人是由爬行动物进化到直立行走的。C 神经纤维通路有拱桥脊髓丘脑束和古脊髓丘脑束。它们都是在直立行走之前都已经完成了进化。在爬行时代,所有的外周 C 神经纤维都是纵向排列的(即与地面接近垂直的方向),都通向脊髓、脑。当人类直立行走后,躯干方向改变 90°,颈、躯干、内脏的 C 神经就变成了横向排列(与地面平行)。所以,横向与纵向 C 神经网络本质上没有区别。

用这个 C 神经网络模型,目前存在的很多疑难问题都可以得到解答。比如临床研究中的真假针灸都有效的问题。假针灸的设计,是使用针扎到非穴位的部位。实际上,那些部位都分布有 C 神经感受器,因此可以传入信号到脑功能区,从而发挥治疗作用。在皮肤上有一种感受轻触觉的 C 神经纤维[23-26],即使针不进皮肤,只要触及皮肤,就有可能取得治疗效果(如果被研究的疾病可以通过这种 C 神经纤维治疗)。因此,有些疾病的研究是很难设立假针灸对照组的。对照组可以采用其他已经证明有效的治疗方法做对照,如西药、经外奇穴、阿是穴。这些穴位有临床疗效,但不在经络上。事实上,不是所有的雷马克束都融合成大的雷马克束,有些小的雷马克束单独进入中枢,因此可以治疗疾病,但不在经络上。这些小的雷马克束可能就是奇穴、阿是穴的解剖基础。

弄清经络的解剖后,就可以对穴位进行重新定义与分类了。描述主要经络走行,有明确远治作用(即与远端组织的传入 C 神经通路有邻接联系),且部位固定的称为本腧;只有局部治疗作用(即与远端组织的传入 C 神经通路没有邻接联系),有固定部位的称为标腧;或没有固定部位,没有固定功效的称为敏腧。敏化是机体进化过程中形成的普遍机制,敏化点就是基于敏化这一机制提出的概念。用这个病理生理机制概念代替目前使用的多个概念,如痛点、压痛点、反应点、反射点、有效点等,便于临床专业之间的交流,也便于临床与基础研究之间的交流。

C 神经网络可以解释刺激同一穴位的不同组织产生不同的功能效应。不同的穴位有五体组织中的几种或全部,不同的组织的针刺方法不同,治疗效应也可能有差异。另外,腹部的穴位,如果穿过腹壁,可能会刺激迷走神经,从而产生与刺激腹壁不同的功能效应。如针刺气海穴,如果只是刺激腹壁,不穿过腹膜,可以产生减肥的作用;如果穿过腹膜,刺激肠壁,就可以产生增肥的作用。腹壁的 C 神经纤维通过脊髓后脚进入脊髓,与来自肠道交感神经的传入 C 神经纤维在脊髓后脚附近构成雷马克束,两者可以互相通信,因此刺激腹壁的传入 C 神经纤维感受器,可以起到类似刺激肠道交感传入 C 神经纤维感受器的作用,从而加快分解代谢,减少吸收和合成代谢,起到减肥作用。如果针穿过腹膜,直接刺到肠系膜、肠壁,可能刺激迷走神经传入 C 神经感受器,从而增加消化道营养吸收,降低分解代谢,增加体重。

　　在临床应用上,采用纵向经络的称为纵向循经疗法,采用横向经络的称为横向循经疗法,两者都是逆向刺激疗法。逆向刺激疗法是通过 C 神经网络刺激脑功能区,让它发出调节性指令的治疗方法。传出性信号与传入性信号方向相反,因此称为逆向刺激疗法。临床上有通过脊髓的阀门机制治疗痛症的方法,这种方法不必通过脑功能区发出调节性指令,但也是有效的方法。它通过刺激 A 类神经纤维,在脊髓水平阻断疼痛信号的传入,从而放松机体,缓解疼痛。按摩就是这种方法的一个例子,但这种方法不能真正进行功能的持久性调节(因为没有通过脑功能区)。逆向刺激疗法通过避开 A 类神经通路对 C 神经通路的阻断作用,将刺激信号最大化地传入脑功能区,经过脑功能区调节机体功能,因此有可能产生更强、更持久的治疗效果。用逆向刺激疗法标准治疗方法后,应该拉伸,通过阀门机制进一步加强止痛效果(拉伸方法见第 15 章)。

　　本书首次采用从解剖到功能、从功能到解剖两种方法研究针灸理论,将针至病所和经络腧穴的治疗方法统一于 C 神经网络模型。无论是理论工作者,还是临床工作者,无论是中医,还是西医工作人员,或掌握立竿见影的逆向刺激疗法,或扩大到痛症以外病症的治疗,或从新模型中启发新的研究方向,或按照新模型发现新的治疗方法,都能从本书受益。

　　这是一本原创的、以证据为基础、按照逻辑构建理论的新书,欢迎读者在理性思考的基础上继续探索,修正本书中的错误。笔者也将继续不遗余力地探索,修正书中的错误,虚心接受所有的理性质疑。

科学在不断修正错误中前进,绝不会在墨守成规中创新。

期待您能指正本书中的错误,共同为医学的发展添砖加瓦。

冷三华

二〇一六年十一月二日

参 考 文 献

[1] Graven-Nielsen T, Arendt-Nielsen L. Assessment of mechanisms in localized and widespread musculoskeletal pain[J]. Nat Rev Rheumatol, 2010, 6 (10): 599-606. doi: 10.1038/nrrheum. 2010.107.

[2] McCloskey DI. Kinesthetic sensibility[J]. Physiol Rev, 1978, 58: 763-820.

[3] Mendell LM. Constructing and deconstructing the gate theory of pain[J]. Pain, 2014, 155 (2): 210-216. doi: 10.1016/j.pain.2013.12.010.

[4] Nelson CA, Luciana M. Handbook of Developmental Cognitive Neuroscience [M]. Cambridge, Massachusetts, London, England: MIT Press, 2001.

[5] De Camilli P, Carew TJ. Nobel celebrates the neurosciences. Modulatory signaling in the brain [J]. Cell, 2000, 103 (6): 829-833.

[6] Weiss T, Straube T, Boettcher J, et al. Brain activation upon selective stimulation of cutaneous C- and Adelta-fibers [J]. Neuroimage, 2008, 41 (4): 1372-1381. doi: 10.1016/j.neuroimage. 2008.03.047.

[7] 韩济生. 针刺镇痛二十年[J]. 中西医结合杂志, 1985, 5 (8): 506-508.

[8] Napadow V, Dhond RP, Kim J, et al. Brain encoding of acupuncture sensation--coupling on-line rating with fMRI[J]. Neuroimage, 2009, 47 (3): 1055-1065.

[9] Shi Y, Liu Z, Zhang S, et al. Brain Network Response to Acupuncture Stimuli in Experimental Acute Low Back Pain: An fMRI Study[J]. Evid Based Complement Alternat Med, 2015, 2015: 210120. doi: 10.1155/2015/210120.

[10] Shi Y, Zhang S, Li Q, et al. A study of the brain functional network of Deqi via acupincturing stimulation at BL40 by rs-fMRI[J]. Complement Ther Med, 2016, 25: 71-77.

[11] Gee MD, Lynn B, Cotsell B. Activity-dependent slowing of conduction velocity provides a method for identifying different functional classes of C-fibre in the rat saphenous nerve[J].

Neuroscience,1996,73(3):667-675.

[12] Obreja O,Ringkamp M,Turnquist B.Nerve growth factor selectively decreases activity-dependent conduction slowing in mechano-insensitive C-nociceptors[J].Pain,2011,152(9):2138-2146.doi:10.1016/j.pain.2011.05.021.

[13] Tigerholm J,Petersson ME,Obreja O.Modeling activity-dependent changes of axonal spike conduction in primary afferent C-nociceptors[J].J Neurophysiol,2014,111(9):1721-1735. doi:10.1152/jn.00777.2012.

[14] Luz LL,Fernandes EC,Sivado M,et al.Monosynaptic convergence of somatic and visceral C-fiber afferents on projection and local circuit neurons in lamina I:a substrate for referred pain [J].Pain,2015,156(10):2042-2051.doi:10.1097/j.pain.0000000000000267.

[15] Sessle BJ,Hu JW,Amano N.Convergence of cutaneous,tooth pulp,visceral,neck and muscle afferents onto nociceptive and non-nociceptive neurones in trigeminal subnucleus caudalis (medullary dorsal horn) and its implications for referred pain[J].Pain,1986,27(2): 219-235.

[16] Murinson BB,Griffin JW.C-fiber structure varies with location in peripheral nerve[J].J Neuropathol Exp Neurol,2004,63(3):246-254.

[17] Hull MJ,Soffe SR,Willshaw DJ,et al.Modelling the Effects of Electrical Coupling between Unmyelinated Axons of Brainstem Neurons Controlling Rhythmic Activity[J].PLoS Comput Biol, 2015,11(5):e1004240.doi:10.1371/journal.pcbi.1004240.

[18] Chandler MJ,Qin C,Yuan Y,et al.Convergence of trigeminal input with visceral and phrenic inputs on primate C1-C2 spinothalamic tract neurons[J].Brain Res,1999,829(1-2): 204-208.

[19] Chandler MJ,Zhang J,Foreman RD.Vagal,sympathetic and somatic sensory inputs to upper cervical (C_1-C_3) spinothalamic tract neurons in monkeys[J].J Neurophysiol,1996,76(4): 2555-2567.

[20] Kato S,Takikawa M,Ishihara S.Pathologic reappraisal of wallenberg syndrome:a pathologic distribution study and analysis of literature[J].Yonago Acta Med,2014,57(1):1-14.

[21] 黄龙祥,黄幼民.针灸腧穴通考[M].北京:人民卫生出版社,2011.

[22] 黄龙祥.经脉理论还原与重构大纲[M].北京:人民卫生出版社,2016:208.

[23] Olausson H,Lamarre Y,Backlund H,et al.Unmyelinated tactile afferents signal touch and project to insular cortex[J].Nat Neurosci,2002,5(9):900-904.

[24] Björnsdotter M,Morrison I,Olausson H.Feeling good:on the role of C fiber mediated touch in

interoception[J].Exp Brain Res,2010,207(3-4):149-155.doi:10.1007/s00221-010-2408-y.

[25] Löken LS,Wessberg J,Morrison I,et al.Coding of pleasant touch by unmyelinated afferents in humans[J].Nat Neurosci,2009,12(5):547-548.doi:10.1038/nn.2312.

[26] Olausson H,Wessberg J,Morrison I.The neurophysiology of unmyelinated tactile afferents[J]. Neurosci Biobehav Rev,2010,34(2):185-191.doi:10.1016/j.neubiorev.2008.09.011.

目录 ﹋

第1章

针至病所针灸理论模型

自救是一切生命的本能。动物在生病时采取自我救治的病例已经很丰富[1]。这提示人类可能很早就开始有自我救治的实践经验。但针灸不可能在进化成人类之前发生，因为针具是一种工具，使用工具是已经进化成人类的标志。

针灸治病到底是什么时候开始的？

伏羲、神农、黄帝并称三皇。伏羲是我国古籍中记载最早的王，其所处年代约为中石器时代与新石器时代早期。中国新石器文化至少出现在距今10000年前。因为当时没有文字，所以只能以口相传，所以伏羲制九针只是传说。

湖南长沙马王堆三号汉墓出土的一批帛书中记载了砭石治病。砭石是磨制石器，中国大概在10000年前开始使用磨制石器[2]，7000年前开始使用青铜工具[3]，3400年前的商朝开始使用铁[4]。从历史发展的逻辑来看，针灸起源于砭石，应该早于金属工具产生之前。砭石与后来的金属针具相差很大，类似于刀，因为用石头很难制造类似金属针的针具。发现了金属材料后，针具逐渐从刀向针的方向演变。《灵枢·九针十二原》"余欲勿使被毒药，无用砭石，欲以微针通其经脉，调其血气，荣其逆顺出入之会。令可传于后世，必明为之法，令终而不灭，久而不绝，易用难忘，为之经纪，异其章，别其表里，为之终始。令各有形，先立针经。"这里可以看到毫针代替砭石的历史演变。毫针"尖如蚊虻喙"，不可能用砭石制作，只能是金属针具。这间接证明砭石治病起源于金属工具发现之前。因此，针灸起源于青铜工具产生之前，即距今10000~7000年前，是符合历史逻辑的推测。

《史记·扁鹊仓公列传》和《脉法》记载了用砭石排脓放血的治疗方法，

这也是砭石的主要治疗病症。随着针具的发展，针灸适应证扩大。《灵枢·九针十二原》描述"九针之名，各不同形。一曰镵针，长一寸六分；二曰员针，长一寸六分；三曰锃针，长三寸半；四曰锋针，长一寸六分；五曰铍针，长四寸，广二分半；六曰员利针，长一寸六分；七曰毫针，长三寸六分；八曰长针，长七寸；九曰大针，长四寸。镵针者，头大末锐，去泻阳气；员针者，针如卵形，揩摩分间，不得伤肌肉，以泻分气；锃针者，锋如黍粟之锐，主按脉勿陷，以致其气；锋针者，刃三隅以发痼疾；铍针者，末如剑锋，以取大脓；员利针者，大如氂，且员且锐，中身微大，以取暴气；毫针者，尖如蚊虻喙，静以徐往，微以久留之而养，以取痛痹；长针者，锋利身薄，可以取远痹；大针者，尖如梃，其锋微员，以泻机关之水也。九针毕矣。"这段原文描述了不同的针的形状、长度和适应证。既有刀具，也有针具。既用刀具排脓放血，也用针具治疗各种痹症。针具的发展扩大了针灸的实践，推动了针刺理论与方法（即针经）的产生。

这个时代的针刺理论，主要是针至病所的刺法，但已经有了经络腧穴的萌芽。《灵枢经·官针》记载："凡刺有九，以应九变。一曰输刺，输刺者，刺诸经荥俞藏俞也；二曰远道刺，远道刺者，病在上，取之下，刺府俞也；三曰经刺，经刺者，刺大经之结络经分也；四曰络刺，络刺者，刺小络之血脉也；五曰分刺，分刺者，刺分肉之间也；六曰大泻刺，大泻刺者，刺大脓以铍针也；七曰毛刺，毛刺者，刺浮痹皮肤也；八曰巨刺，巨刺者，左取右，右取左；九曰焠刺，焠刺者，刺燔针则取痹也。"这九种刺法中，只有输刺、远道刺与经络腧穴有关，其余的都是针到病所的刺法。由此可见，当时针至病所刺法的鼎盛与辉煌。这时的经络腧穴受阴阳五行学说影响较小，主要是临床经验事实的提炼，而不是通过理论的推导而来，所以其临床使用价值很高。

《灵枢经·官针》记载："凡刺有十二节，以应十二经。一曰偶刺，偶刺者，以手直心若背，直痛所，一刺前，一刺后，以治心痹，刺此者傍针之也。二曰报刺，报刺者，刺痛无常处也，上下行者，直内无拔针，以左手随病所按之，乃出针，复刺之也。三曰恢刺，恢刺者，直刺傍之，举之前后，恢筋急，以治筋痹也。四曰齐刺，齐刺者，直入一，傍入二，以治寒气小深者；或曰三刺，三刺者，治痹气小深者也。五曰扬刺，扬刺者，正内一，傍内四，而浮之，以治寒气之博大者也。六曰直针刺，直针刺者，引皮乃刺之，以治寒气之浅者也。七曰输针，输刺者，直入直出，稀发针而深之，以治气盛而热者也。八曰短刺，短刺者，刺骨痹，稍摇而深之，致针骨所，以上下摩骨也。九曰浮刺，浮刺者，傍入而浮之，以治肌急而寒者也。十曰阴刺，阴刺者，左右率刺之，以治寒厥，中寒厥，足踝后少阴也。十一曰傍针刺，傍针刺者，直刺傍刺各一，以治留痹久居者也。十二曰赞刺，赞刺者，直入直出，数发针而浅之出血，是谓治痈肿也。"其中恢刺是在同一进针点往不同方向刺的方法，直针刺是针刺皮肤的方法，输刺是深刺的方法，短刺是针刺骨膜的方法，浮刺是浅刺的方法，赞刺是治疗痈肿的方法，这些都是典型的针至病所的刺法。而偶刺是前后配伍刺法，报刺是针刺与手法配合的方法，齐刺、扬刺是同一局部用多根针进行针刺的方法，阴刺是左右同时针刺的方法，这些针刺配伍方法，既有属于针至病所的齐刺、扬刺，也有基于远端联系的偶刺、报刺。在针至病所占主导地位的情况下，已经有了十二经的概念："凡刺有十二节，以应十二经"。

在针具改进，适应证扩大的基础上，针至病所的实践积累了丰富的解剖知识。《灵枢·官针》"凡刺有五，以应五藏"，即五体刺法。五体刺法是指针刺到达的组织为皮、脉、筋、肉、骨五种组织，是对各种刺法的高度概括，代表着针至病所刺法的巅峰，并且为经络理论诞生准备了条件。

《灵枢·官针》是针至病所理论的代表作，记载有经刺、络刺、分刺、大泻刺、毛刺、巨刺、焠刺、报刺、恢刺、齐刺、三刺、扬刺、直针刺、输刺、短刺、浮刺、傍针刺、赞刺等。这些刺法后来被整合到经络腧穴的针刺理论中，五体刺法由针刺五体治疗局部的病症，演变成针刺五体组织治疗远端脏腑组织器官的病症，即经络腧穴刺法。

参 考 文 献

[1] Shurkin, J. News Feature：Animals that self-medicate [J]. PNAS, 2014, 111 (49)：17339-17341. doi：10. 1073/pnas. 1419966111.

[2] 李学勤, 吕文郁. 20 世纪中国学术大典：考古学、博物馆学 [M]. 福州：福建教育出版社, 2007.

[3] 吴来明, 周亚. 雄奇宝器：古代青铜铸造术 [M]. 西安：文物出版社, 2008.

[4] 铁器时代 [EB/OL]. [2016-12-27]. https：//zh. wikipedia. org/wiki/铁器时代

第2章

树状经络模型

五体刺法，不仅有局部治疗效应，有些部位也有远端治疗作用。古人将局部刺激与远端效应部位连接起来，便于记忆和传播，久之，就形成了一条经络。在早期是一个穴位一条经脉[1]。在肢体远端的穴位是刺激点，为根为始，在头、颈、躯干的为效应点，为结为终。这种根结始终的关系实际上就是刺激—效应的"远端关联律"。

随着实践的积累，发现某些穴位有共同的远端治疗作用，于是把这些穴位串联起来，就构成了五输穴。五输穴本来有构建五条经脉的可能，把它们合并成一条经脉更加合理，因为它们有共同的远端治疗作用。每组五输穴构成一条正经。由于天人合一的哲学思想，确定了十二之天数，于是只有十二条正经。即使发现新的远端联系，也不能称为正经，如阴跷、阳跷、阴维、阳维脉等。

五输穴虽有共同的远端关联律，但它们的治疗作用并不完全等同，而是有一定的差异性，比如合穴治疗六腑的病症效果更好。于是从合穴到六腑连一条线，这就是经别。十二经别与十二正经一样，本质上都是远端关联律。之所以将之定义为经别而不是另一条经络，是因为天人合一哲学的影响，确定了十二正经的"经数"后，不能再增加正经的数量。合穴是十二正经的五输穴之一，十二经别当然就是十二正经的支脉。

同理，正经的分支被定义为支脉，而不是经脉，也是因为十二天数的原因。分支下游的分支都没有名称，称为络。《素问·征四失论》"夫经脉十二，络脉三百六十五，此皆人之所知，工之所用也"。这些分支分布于皮、脉、筋、肉、骨，从而将五体联系起来，与远端脏腑组织构成远端功能联系。

《素问·皮部论》"欲知皮部以经脉为纪者，诸经皆然""凡十二经络脉者，皮之部也。"这就是说十二经为主干（为纪），主干分支为细小的络脉，络脉分布于皮部。所以皮部隶属于十二正经体系。皮部通过十二正经与远端脏腑组织发生功能联系。

《灵枢·脉度》"黄帝曰：愿闻脉度。岐伯答曰：手之六阳，从手至头，长五尺，五六三丈。手之六阴，从手至胸中，三尺五寸，三六一丈八尺，五六三尺，合二丈一尺。足之六阳，从足上至头，八尺，六八四丈八尺。足之六阴，从足至胸中，六尺五寸，六六三丈六尺，五六三尺合三丈九尺。跷脉从足至目，七尺五寸，二七一丈四尺，二五一尺，合一丈五尺。督脉、任脉，各四尺五寸，二四八尺，二五一尺，合九尺。凡都合一十六丈二尺，此气之大经隧也。经脉为里，支而横者为络，络之别者为孙"。这里可以看到脉都是从四肢到躯干，从下往上的循行方向，并不是血液流行的方向。为什么呢？五输穴位于四肢末端，针刺五输穴的远端功能效应在头面躯干，所以十二正经都是从四肢通往头面躯干。实际上，就是针刺-效应的远端功能联系的方向。血脉的远端联系是由于十二正经的支络分布于血脉而产生的，所以血脉隶属于十二正经。血脉通过十二正经与远端脏腑组织发生功能联系。

《灵枢·经筋》详细描述了十二经筋的循行。与十二正经的走行一致，十二经筋也从四肢通往头面、躯干的方向，实际上也是刺激-效应点的方向。十二正经的分支分布于筋膜，所以十二经筋隶属于十二正经。筋膜通过十二正经与远端脏腑组织发生功能联系。

《灵枢·官针》"病在分肉间，取以员针于病所""分刺者，刺分肉之间也""合谷刺者，左右鸡足，针于分肉之间，以取肌痹"。《素问·调经论》说："病在肉，调之分肉"。这些针至病所方法中针刺肌肉的方法，后来也演变成了经络腧穴的针刺方法。比如针刺合谷穴治疗牙痛就是针刺肌肉，治疗远处组织病症的方法。十二正经的分支分布到肌肉，所以肌肉属于十二正经系统。肌肉通过十二正经与远端脏腑组织构成功能联系。

《素问·骨空论》阐述了刺骨的治疗方法。"从风憎风，刺眉头""腰痛不可以转摇，急引阴卵，刺八髎与痛上，八髎在腰尻分间"。十二正经的分支分布到骨、骨膜组织，骨膜通过十二正经与远端组织构成功能联系。

总之，十二正经有各级分支分布到五体（皮、脉、筋、肉、骨），构成树状模型。树状模型是通过宏观功能的观察，为了解释临床远端治疗作用而构建出来的。也就是说，是依据事实推导出来的，因而是与实际吻合的理论，具有很高的临床运用价值。但是，树状模型并没有从解剖上证实，而是一种功能联系模型。

树状模型的代表作品有《灵枢·本输》《灵枢·根结》《灵枢·终始》《灵枢·经别》《灵枢·经筋》《灵枢·背腧》《灵枢·九针十二原》《灵枢·骨度》《灵枢·脉度》《灵枢·海论》《素问·缪刺论》《素问·骨空论》。由此可见，树状模型在针灸理论中占主导地位，可以看作是经络发展的鼎盛理论。

参 考 文 献

1. 黄龙祥. 中国学术史大纲［M］. 北京：华夏出版社，2001：209-223.

第3章

环状经脉模型

从早期的树状模型向循环无端的环状经脉模型的演变，在黄龙祥教授《经脉理论还原与重构大纲》中有详细的论证[1]。环状经脉模型的出现，是因为脉诊的发展，认识到血液循环无端的特点。《灵枢·经脉》在阐述每条经脉的是动病后，都曰"盛者，寸口大三倍于人迎，虚者，寸口反小于人迎也"。这种人迎寸口脉法是确定病症虚实的依据，而虚实又是治疗的纲要。因此将经络理论与血脉理论整合起来，构建循环无端的模型，用最少的理论解释尽可能多的经验事实，符合天人合一的整体观哲学思想。

环状模型与树状模型有直接冲突，所以这里有必要将两者进行对比分析。《灵枢·经脉》是环状经脉模型的代表作，由黄帝与雷公之间对话来阐述，而树状模型的代表作都是由黄帝与岐伯之间的对话来论述的。所以，它们是不同时代、不同学派的不同理论。因此，对这两个模型需要从其提出的命题入手进行理解。《灵枢·本输》以"黄帝问于岐伯曰：凡刺之道，必通十二经络之所始终，络脉之所别处，五输之所留，六腑之所合，四时之所出入，五脏之所溜处，阔数之度，浅深之状，高下所至，愿闻其解"入题，而《灵枢·经脉》以"雷公问于黄帝曰：禁脉之言，凡刺之理，经脉为始，营其所行，制其度量，内次五藏，外别六府，愿尽闻其道"入题。很明显，两者提出的问题是有区别的：前者讨论经络、腧穴、脏腑、四时；后者讨论经脉、营气、脏腑。最主要的区别是前者讨论经络系统，后者讨论经脉系统。在经络系统中，五体通过经络的分布而构成远端功能联系，突出经络的主导作用。在经脉系统中，作者将经络系统与血脉系统进行整合，突出血脉的主导作用。

经脉环状模型的建立使得两种相互冲突的模型同时出现在内经中。《灵枢·脉度》"手之六阳，从手至头……手之六阴，从手至胸中……足之六阳，从足上至头…足之六阴，从足至胸中"。其中手足都是六条经，包括左右各三条经。这是树状模型的经络走向。这种走向是以刺激-效应点功能联系的方向确定为经络的方向。《灵枢·本输》《灵枢·经筋》采用同一方法确定经脉的方向，所以它们的方向是吻合的。这种以刺激-效应点的关系确定经脉方向，完全是根据针灸的实践提炼出来的，因此能够经受考验。《灵枢·经脉》的经脉走向则发生了大的变化：手之三阳，从手走头；足之三阳，从头走足；手之三阴，从胸走手；足之三阴，从足走腹。这种走向与《灵枢·营气》《灵枢·营卫生会》《灵枢·五十营》等篇是相互吻合、相互呼应的。这就是环状经脉模型，也是目前教科书采用的模型。

环状经脉模型中脏腑经脉被赋予阴阳属性。《灵枢·本输》描述肺经"肺出于少商"，而《灵枢·经脉》则是"肺手太阴之脉"。这里明显可以看出后者强调肺经的阴阳属性，而前者则不是；也可以看出阴阳五行理论对针灸理论更深入地渗透。阴阳相生，没有始终；五行相生相克，循环无端，当然也没有终始。循环无端的模型刚好满足了阴阳五行相生相克、无始无终的特点。环形经脉模型中，手足十二条经脉阴阳对称，分别归属于脏腑；脏腑有阴阳五行属性，经脉循环无端；阴阳对立互生，五行生克制化。这样，形成了一个层次清楚，动态平衡，形式上完美的环状模型。

环状模型增加了"心主手厥阴心包络之脉"，是为了完成对称的形式而增加一支心包经。实践中，心包经的主治还是心经病症。内脏以五为数，不是六脏，也不是四脏，是为了满足五行的特点。既然已经定为五脏，就不应该出现六脏的情况。然而，为了满足阴阳表里配对的特点，又将心脏分为心包和心脏两部分，形成手三阴、足三阴的对称形式。这就造成五脏、六脏在逻辑上无法克服的矛盾。

环状经脉模型的出现并不是树状模型在实践中遇到无法克服的困难，必须加以修正；也不是实践的发展支持循环无端的模型；而是因为脉诊的发展，阴阳五行、天人合一的哲学文化的影响，为满足阴阳五行形式上的完美进行改造而成的。

环状模型具有完美的形式，但是一个封闭的模型。在实践的发展与这个模型相冲突时，往往选择放弃发展，而不是挑战这个模型。比如，"心主神明"

的问题,《医学入门》早已对其质疑,说"心者,一身之主,君主之官。有血肉之心,形如未开莲花,居肺下肝上是也;有神明之心,神者,气血所化,生之本,万物由之盛长,不着色相,谓有何有,谓无何无,谓无复存,主宰万事万物,虚灵不昧是也"。这里明确提出神明之心非胸中之心。李时珍进一步提出"脑为元神之府"。这些认识具有很大的进步意义。

《黄帝内经》之后,经络理论只能在枝节上进行阐发、丰富,再难以在理论上进行大的突破,与这种封闭的模型有深刻的内在关系。这个模型还造成了经络离不开阴阳五行哲学思想的错觉。事实上,在五行理论产生之前,针灸实践已经存在数千年。同时,这个模型使得针灸理论不能在实践发展的基础上修正、完善。总体上说,环状模型并没有在理论上超越树状模型而对针灸实践产生更好的指导作用,反而造成了理论上的混乱,阻碍了针灸理论随着实践的发展而发展。

参 考 文 献

1. 黄龙祥. 经脉理论还原与重构大纲 [M]. 北京:人民卫生出版社,2016.

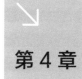

第4章

针灸理论发展的转型与再转型

从远古的砭石治病开始，到针至病所刺法的鼎盛，经历了至少四千年。在这段漫长历史中，产生了金属针具，促进了针灸实践的发展，积累了丰富的解剖知识，产生了多种针至病所的刺法，提炼了五体刺法。由于某些特定部位五体刺法既有局部治疗效应，也有远端治疗效应，于是产生了腧穴、经络的概念。

经络理论发展起来后，针灸理论从针至病所转型到树状经络模型。转型后，针至病所的五体刺法部分被整合到经络理论中，部分被忽视或遗弃。可惜的是，被遗弃的部分可能是精华，而不是糟粕。比如，激痛点针法，被西医以另一个视角发现，采用针至病所的刺法，通过循证医学论证后，声称不是针灸，而是干针。无论如何，这种针至病所的刺法的疗效是无法否认的。这部分精华不应该被遗弃，而应该整合到新的理论体系中。

早期的经络理论就是为了解释机体不同部位之间的远端联系，体现为标本、根结、终始、皮部、经别、经筋等理论。这时期的经络理论都是从四肢末端向头颈部方向循行的，即针刺-效应的方向。十二经通过分支或络脉分布到皮、脉、筋、肉、骨五种组织器官，联通到脏腑，形成了树形经络模型。树状模型已经受到阴阳五行、天人合一的哲学思想的影响，但仍然是一个开放的模型，有继续发展的空间。树状模型反映了刺激-效应的远端联系，是从实践中推导出来的功能模型，至今仍然有生命力。

随着阴阳五行、天人合一等哲学文化思想进一步向针灸领域地渗透，以及脉诊的发展，产生了将经络和血脉整合成一个理论的需求，于是产生了经脉理论。这本是一种无可厚非的理论尝试，但因为这种循环无端的医学模型，是一种环状封闭式的结构，难以整合针刺实践中的新发现，阻碍了针灸理论的发展。血脉与经络循行方向并不一致，是这种理论整合先天的缺陷，造成了针灸理论的混乱。环状模型在两千多年的实践中，无法在自身的体系中破茧重生，取得突破性的发展。

辩证唯物主义告诉我们，事物的发展遵循一定的规律，从量变到质变，在否定之否定中螺旋式上升。7000 年的针灸实践历史，如果不从整个历史的高度去思考，就不会认识到未来的发展趋势。至少 4000 年针至病所的实践，推动了向经络腧穴理论的转型。经络理论在实践的基础上建立了树状模型，后来转型到环状模型，实践了 2000～3000 年。当前的针灸理论仍然是环状模型，实践中面临着很多疑难问题。比如经络的解剖是什么？为什么非穴位针刺治疗有效？干针为什么是针灸？等等。当前已经到了再次转型，完成螺旋式上升的历史路口，整合针至病所和经络穴位刺法的精华，是下一步理论转型，经过否定之否定，实现螺旋式上升的历史逻辑。

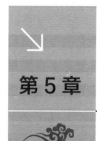

第 5 章

经络解剖基础的寻证

如前所述，在针至病所的实践中，观察到机体的远端功能联系，才产生了经络的概念。虽然它有循行路线，但仍然只是功能概念，因为其解剖没有证实。因此，针灸教材都是以功能来定义经络的。以经络理论指导针灸实践已经2000~3000年，但经络解剖仍然是千古之谜。

本章从功能联系解剖，从解剖联系功能两个视角，来进行经络解剖的寻索与论证。

第 1 节　针灸理论的解剖基础备选原则与标准

经络是联络脏腑肢体，沟通上下内外的体系。在搜寻其解剖结构时，一定要以经络的主要功能特征为依据。也就是说，用从功能到解剖的研究方法。下面几条可以作为经络的解剖备选标准。

一、能够解释经络调整机体功能平衡的生理机制

人体是一个动态功能平衡系统，经络是这个平衡系统中联络五脏六腑、四肢百骸的联系系统。如果备选的解剖结构不能体现经络在人体调整功能平衡中的作用，就不符合经络的功能特点。

二、能够解释针灸治疗疾病的机制

只有能够解释针灸治病的机制，才能作为经络的备选。痛症是针灸治疗的主要适应证之一，因此，备选结构一定要能解释针灸治疗痛症的机制。

三、能够解释针刺穴位的得气现象

穴位是经过针灸刺激能够产生治疗作用的区域。《灵枢·九针十二原》"刺之要,气至而有效,效之信,若风之吹云,明乎若见苍天,刺之道毕矣。"得气是针灸有效与否的重要预测指标,因此,作为备选的解剖结构一定要能够解释得气现象。

四、能够解释经络感传现象

经络感传是经络特有的现象,所以备选解剖结构一定要能解释经络感传现象。

如果能够解释以上四点,就可以作为经络的解剖结构基础。在采用这四点作为依据,从功能到解剖的搜寻过程中,也要采用从解剖到功能的研究方法。当这两种方法研究的结果相互印证,结构与功能吻合时,就可以确定经络的解剖结构了。

第 2 节　经络神经学说的成果与困惑

从解剖到功能的研究路线是寻找经络解剖的必由之路。为了弄清经络的实质,中国开展了一系列国家级科研攻关项目。经过几十年的努力,经络神经学说的进展最大,取得了两大证据。

一、针灸促进神经中枢分泌内啡肽

中枢内啡肽是由神经分泌的,是强效的内源性镇痛分子。韩济生院士等[1]通过生物化学方法检测到针灸刺激前后内啡肽水平的变化。这是针灸通过神经系统治疗痛症的一大证据。

二、针灸调节脑功能区活动

功能性核磁共振能够检测人脑功能区活动的信号,将之转化成图像。这些图像代表脑功能区活动的水平。针刺前后人脑功能的图像发生了很大的变化[2-4]。这是在人脑检测到的动态的功能变化,为针灸通过神经系统治疗疾病提供了影像学证据。

这两大证据采用不同的技术，从不同的角度证明针灸通过神经系统发挥作用。但是，针灸如何通过神经系统发挥作用，经络的解剖基础仍然不清楚，这仍然是针灸研究最大的困惑。

第 3 节　神经学说的解惑——C 神经网络

由于针刺后脑功能区的活动发生了变化[2-4]，必然有信号传输到脑功能区。而信号要传输到脑功能区，必须经过传入神经系统。因为针刺得气是产生治疗效应的普遍现象，所以从针刺产生的信号与传入神经入手进行研究。

一、针灸信号与感受器

针灸是通过针刺或者灸法作用于穴位上发挥治疗作用的，在针灸过程中可能产生以下信号。

（一）机械信号

针刺进针和行针过程中会产生机械信号，包括触觉、压力、牵张、震动、伤害信号等。针刺行针手法有很多种，如提插、捻转、震颤等。不同的针法产生的信号及信号的强度可能有差别。

（二）化学信号

在针刺、行针、留针的过程中会有组织损伤，损伤的组织会释放细胞内物质，这些物质会提供化学信号。比如组胺、细胞因子、pH 值改变、钙离子、钾离子、蛋白肽、溶酶体内的各种酶等。有一种刺法叫放血疗法，出血后，血细胞会渗入组织间隙，释放细胞内物质。这些物质可以提供化学信号。

（三）温度信号

用火针或灸法时，会在局部产生温度变化。这些温度变化可以在生理范围内，也可以是超过生理范围——即伤害性温度变化。

针灸产生的这三类刺激可以通过感受器转化成电信号，通过传入神经通路传导到脑中枢。

二、感受器与传入神经纤维的分类

人体有很多种感受器。感受器按照功能分为机械感受器、化学感受器、温度感受器。机械感受器位于皮肤、肌腱、筋膜、关节囊、内脏、肠系膜根部等处，能感受压力、触觉、牵拉和震动刺激，包括压力感受器、触觉感受器、牵张感受器和前庭感受器等。化学感受器是感受机体内、外环境化学刺激的感受器的总称。化学感受器多分布在皮肤、黏膜、舌、眼结膜、内脏壁、血管周围以及神经系统某些部位，包括脂溶性和水溶性化学感受器。化学感受器能够感受化学物质浓度的微小变化，因此非常灵敏。温度感受器感受冷热的变化。热刺激的感受器分布于皮肤真皮层、肌肉、肝脏、下丘脑。

人体传入神经纤维有 A-α，A-β，A-δ 和 C 神经纤维，它们的解剖和功能见表 5-1。A-α 纤维传入本体感觉信号；A-β 传入触觉、压力、张力信号；A-δ 传入机械伤害和温度信号；C 神经传入伤害、触觉、压力、张力、温度、化学信号等。其中只有 C 神经纤维没有髓鞘，它直径最小，传导速度最慢。A-δ 有很薄的髓鞘，其直径和传导速度都介入有髓鞘和无髓鞘神经纤维之间。

表 5-1　四种传入神经纤维的生理特性

神经类型	感受信号	髓鞘	直径（μm）	速度（m/s）
A-α	本体	厚	13~20	80~120
A-β	触觉、机械	厚	6~12	35~90
A-δ	快痛、温度	薄	1~5	5~40
C	慢痛、温度、痒、轻触觉	无	0.1~1.5	0.5~2

经络的主要功能是联系机体各部分脏腑、器官、组织，维持机体功能的动态平衡。在以上四种纤维中，A-α、A-β 神经都是传导特定功能的传入神经，不参与机体平衡功能的调节，因此不作为经络解剖结构的备选。A-δ 传入快痛信号，主要是让机体尽快避开损伤源，避免进一步损伤，而不是参与机体功能平衡的调节[5]。所以不作为经络的备选解剖结构。但是，A-δ 传导痛觉和温度觉，针灸中会激活这些神经感受器，从而产生电信号。在搜寻经络解剖结构的过程中，首先考察的是 A-δ 神经通路，最终决定否定它作为经络功能的解剖基础，最主要的依据是它不符合经络的功能特征。

在考察 C 神经纤维的过程中，发现了符合经络功能特征的性质[5]。

三、C 神经网络通路

传入 C 神经元是一类功能和解剖都非常特别的神经元，无论在周围神经部分，还是在中枢神经部分，都体现了广泛感知信息，多层次、弥散性传导信息的特点。

（一）一级传入 C 神经元的解剖结构

1. 传入 C 神经感受器分布的广泛性　传入 C 神经元最远端是游离神经末梢，属于感觉神经末梢，因此也称感受器。在所有的存活组织都分布有传入 C 神经感受器，无论是神经系统本身，还是周围系统的脏腑、器官、五体组织（皮、脉、筋、肉、骨）。不同组织分布的传入 C 神经感受器的密度和亚型有差别，使得不同组织对不同的信号的感受敏感性不同。

2. 根须状神经末梢　传入 C 神经纤维的远端末梢长出很多树突，形成根须状结构，见图 5-1。这种根须状的解剖结构使它分布体积比有被囊的感觉神经末梢大得多，因此感受域大（large receptive field）。健康人腓神经平均每单位传入 C 神经感受器的接受信号面积为 $105\pm13mm^2$[6]。

这种神经末梢感受损伤性信号，启动保护性反应。从非脊椎到脊椎动物体内，这种神经末梢都启动保护反应，提示这种结构与功能在进化过程中一直保留下来[7]。

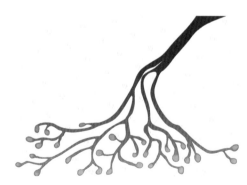

图 5-1　C 神经元与 A-δ 神经元末梢示意图

图为三支轴突，它们末端形成树根状结构。这三根纤维并行排列，构成雷马克束。这种神经末梢的特点是分支多，感受区域大

3. 宽谱型感受器　传入 C 神经元神经末梢分布在皮肤、黏膜、各种结缔组织内，包括筋膜、骨膜、血管外膜、肌腱、韧带、关节囊、脑膜、牙髓等处，感受痛、冷、热、痒、轻触觉等。同一传入 C 神经纤维可能同时感受两种以上的刺激，称为宽谱型感受器[8]。宽谱型感受器对于传入 C 神经网络感受更加多样的信息具有重要的生理意义。

4. 雷马克束内 C 神经纤维之间信号互传　髓鞘起绝缘作用，防止神经电冲动从神经元轴突传导到周围组织。传入 C 神经纤维没有髓鞘，这就导致了它绝缘性能差。不同的传入 C 神经纤维轴突往往并行排列，外面包裹一层施万细胞壁，这种结构称为雷马克束[9]。雷马克束是传入 C 神经纤维排列的基本形式。动作电位在 C 神经纤维传导过程中，钙离子浓度会短暂上升；钙离子浓度的上升，可能诱发相邻 C 神经纤维产生动作电位[10-11]。这就是雷马克束内 C 神经纤维之间的信号互传。在脊背神经节附近，7%~9%的传入 C 神经纤维直接相连，相互之间没有施万细胞间隔[9]，使得这部分纤维之间的信号互传更加容易发生。

除了雷马克束内的传入 C 神经纤维之间可以互传信号外，还有其他 C 神经纤维之间的信号互传方式，比如缝隙连接[12]。

C 神经纤维之间通过位置的邻近排列而发生的电信号相互传导，称为跨突触传导，由此产生的功能联系称为邻接联系。雷马克束和缝隙连接都是邻近连接。传入 C 神经纤维因为没有髓鞘而产生的邻接联系，是经络远端功能联系的关键解剖结构。

5. 雷马克束内传入 C 神经纤维的亚型　雷马克束内可能有不同亚型的传入 C 神经纤维构成[13]。不同的 C 神经纤维传导不同的信号，通往不同中枢功能区，产生不同的效应。在雷马克束内一种传入 C 神经纤维的电活动传到另外一种传入 C 神经纤维后，就会激活这两种纤维产生的相应的功能效应。比如，传导机械信号的 C 神经纤维在接受针刺治疗后产生动作电位，可能引起同束内传导温度信号的 C 神经纤维产生动作电位，这样就可能产生温度变化刺激引起的功能调整效应。这种情况下，既可以产生止痛作用，也可以产生发汗（热感受器）或止汗（冷感受器）作用。这就是"烧火山"和"透天凉"针法的机制。针刺是本身提供机械刺激，却引起温度变化刺激所产生的功能效应。

6. 雷马克束的融合现象　在大鼠坐骨神经远端，平均每个雷马克束只有 3 根传入 C 神经纤维，而且几乎所有的单支纤维都被施万细胞的突起包绕；而在脊背神经节附近，平均每个雷马克束有 20 根传入 C 神经纤维，56%传入 C 神经纤维在有 20 根以上 C 神经纤维的雷马克束中[9]。这就是说，在远端雷马克束所含 C 神经纤维数量少，而离脊髓后脚近的雷马克束所含 C 神经纤维数量多（图5-2），这就必然有这么一个结构：雷马克束从远往近走行的过程中，有新的雷马克束加入，从而融合成为更大的雷马克束。单支传入 C 神经纤维在肢体远端以神经末梢的形式存在，就像树的根须；C 神经纤维就像细根；远端雷马克束就像稍粗的根；越往上走，根相互融合，变成更粗的根；在脊髓后脚附近形成根的主干。

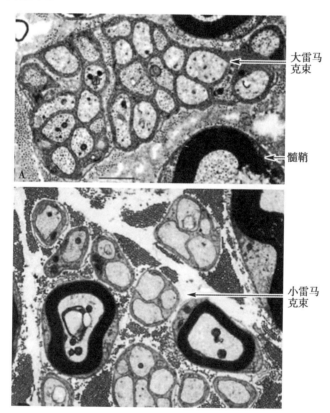

大雷马
克束

髓鞘

小雷马
克束

图5-2　C 神经纤维轴突与有髓鞘的神经纤维轴突横截面的对比

上图是坐骨神经接近脊髓后脚的切片，可以发现大的雷马克束。它外围包绕一层施万细胞壁；下图是坐骨神经接近下肢远端的切片，含有 1~4 个 C 神经纤维的雷马克束。同时可以看到，非 C 神经纤维外围包绕有厚厚的髓鞘。（图片来源：Murinson BB, Griffin JW. C-fiber structure varies with location in peripheral nerve [J]. J Neuropathol Exp Neurol，2004，63（3）：246-254.）

《灵枢·九针十二原》"所出为井，所溜为荥，所注为俞，所行为经，所入为合，二十七气所行，皆在五腧也。"这里明确描述了五输穴由小到大的数量关系，与雷马克束由小到大的解剖关系是非常吻合的，并且方向相同（从四肢末端向躯干和脑），功能类似（经络流通"经气"，C神经纤维传导电信号，都是功能信号）。

7. 传入 C 神经纤维在脊髓内上下绕行　传入 C 神经元进入脊髓后，上行或者下行 2~3 脊髓节段[14]，与二级 C 神经纤维以突触相连接，然后再往上行。当邻近脊髓节段的 C 神经纤维都上下绕行时，彼此就会在重叠区域相互交织[15]。这种解剖结构使不同脊髓节段的一级 C 神经元之间可以构成邻接联系。

综上所述，一级 C 神经元的结构特点体现了它广泛感受信息，多部位整合信息，弥散性传导信息的特点。

（二）二级 C 神经元的解剖

二级 C 神经纤维在脊髓内与一级纤维以突触连接，进入古脊髓丘脑束或拱桥脊髓丘脑束（两者都在侧脊髓丘脑束内）。二级 C 神经元是宽谱型神经元[16-17]，直接与 A-β 和 A-δ 以及中间抑制神经元有直接突触联系[17]（图5-3）。这使得二级 C 神经纤维成为信号整合调节的一个节点。这个节点就是疼痛的阀门机制的解剖基础。

二级 C 神经纤维大部分交叉到对侧上行，小部分在同侧上行。与其他神经纤维通路只在一侧上行不同，二级 C 神经纤维在脊髓的两侧都有上行通路。这可能就是针刺左治右，右治左的机制之一。

二级 C 神经纤维可能与不同区域的一级或二级 C 神经纤维构成邻接联系，比如侧脊髓丘脑束与三叉神经传入 C 神经纤维之间的邻接联系[18-19]。这种邻接联系使不同区域的组织构成了远端功能联系。

二级 C 神经纤维在到达丘脑之前，有很多分支到达延髓、脑桥、中脑、下丘脑等很多中枢神经核。重要的功能区包括网状皮质系统、周围导管灰质、脑干神经核、束旁-中央丘脑、丘脑板间核、下丘脑、边缘系统。这些中枢神经核调控着机体很多功能，包括睡眠与觉醒，疼痛抑制、内脏反应、免疫反应、情感反应和自主神经反应。下丘脑联系神经与内分泌系统，分泌应激激素，激活交感神经系统，可能是调节自主神经功能最强的结构。二级 C 神经纤维与这些功能中枢的直接联系是 C 神经网络参与机体功能调节的解剖基础。

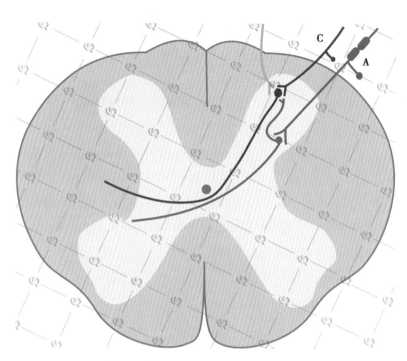

图 5-3 脊髓 2 级 C 神经元结构示意图

一级 C 神经元在脊髓与二级 C 神经元以突触联系（红色）。二级 C 神经元是宽谱型神经元，同时与疼痛下行通路的中间神经元（绿色）和 A 类有髓鞘的神经元（蓝色）以突触连接。A 类有髓鞘的神经元（蓝色）的信号可以关闭 C 神经元通路，这就是疼痛的阀门机制。疼痛下行通路的中间神经元释放抑制性神经递质，从而缓解疼痛，这就是逆向刺激疗法的治疗信号

　　除 C 神经通路外，没有任何其他神经通路与如此多的中枢功能区直接联系。C 神经元在进化上是比较古老的，其通路包括古脊髓丘脑通路和旧脊髓丘脑通路。后来进化出了一种新的神经元通路，叫新脊髓丘脑通路，由 A-δ 神经元组成。A-δ 神经纤维末端与 C 神经纤维末梢结构类似，也感受痛觉和温度。不同的是，新脊髓丘脑通路中的 A-δ 神经纤维不像 C 神经纤维那样直接联系很多中枢功能区，有很薄的髓鞘。因此它传导快，定位准确，在进化上提高了机体对损伤的反应速度，但减少了调节动态平衡的功能[5]。它是介于有髓鞘神经纤维和 C 神经纤维之间，也可以认为是具有部分 C 神经元特性。

　　二级 C 神经纤维的解剖结构体现了其整合信息、连接到脑功能区的特点，

是外界刺激通过"脑主任物"功能产生功能效应的必经通路。因此，二级 C 神经纤维是周围刺激信号传导到中枢，从而产生功能调节的关键部分。

（三）三级 C 神经元的解剖

三级 C 神经纤维在丘脑与二级 C 神经纤维通过突触连接，向上行到达额叶皮质、扣带皮质、岛叶皮质、边缘系统等。额叶皮质是体感中枢，只有信号到达体感中枢才能感觉到疼痛，疼痛的定位也在体感皮层。在体感中枢，有一个小人，小人的头对应整体人的头，小人的脚对应整体人的脚，小人的内脏对应整体人的内脏（图 5-4）。边缘系统与情感、记忆和学习等功能有关。前扣带皮质与疼痛的情感维有关，影响疼痛的感受强度。岛叶皮质与疼痛的信号处理和情感（比如愤怒、恶心、欢快、悲伤等）有关。

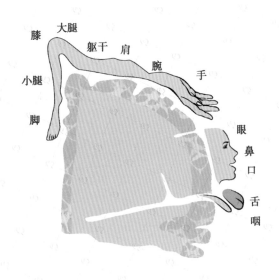

图 5-4　体感小人示意图
体感皮层不同的部位代表躯体相应部位的感觉。从图中可以看到大脑皮层与躯体部位的一一对应关系。躯体的信号只有到达体感皮层，才能产生感觉。即使躯体没有刺激，如果有信号到达体感中枢，就会产生与躯体对应部位的感觉。幻肢痛就是这种情况

三级 C 神经元与高级功能中枢在解剖上直接连接，参与学习、记忆、情感等高级功能活动，是通过"脑主神明"功能调节情绪和治疗精神性疾病的必经通路。

四、C 神经元在生理平衡调节中的作用

传入神经纤维可以分为有髓鞘和无髓鞘神经纤维。有髓鞘的神经多是完成某种特定的功能。比如，A-α 神经纤维传入身体位置信息，而位置信息是完成精确运动功能必需的信号。A-β 感受肌肉张力的信号，肌肉张力的信号是完成精确运动功能必需的。运动功能是一种特定的功能，不是为了修复损伤、恢复机体功能的动态平衡。

与其他传入神经元不同的是，C 神经元不是为了完成某一种特定的功能，而是为了维持机体功能的平衡。C 神经感受器能够收集多种信号，因为：①它们是宽谱型神经元；②它们有很多亚型，不同的亚型能够感受不同的信号；③它分布广泛。C 神经元收集的生理、病理信号，是中枢功能区进行功能调节以恢复平衡的依据。

（一）伤害感受器

伤害感受器就是感受损害性或有潜在损害性刺激的感受器。它阈值高，广泛分布于全身各组织器官，在有组织损伤或潜在损伤性刺激时激活，产生神经冲动，传入到体感中枢，产生痛觉[20-21]。

机体产生损伤时，先产生快痛，让机体迅速避开损伤源，避免进一步损伤发生。快痛由 A-δ 神经末梢感受，然后产生慢痛，由 C 神经纤维末梢感受[22-23]，除了上传到体感皮层外，还将信号传到机体多个功能中枢，恢复功能平衡。慢痛包括酸痛、钝痛、热痛、冷痛等[24]。

C 神经纤维机械感受器与 A-β 的压力感受器功能不同。A-β 的压力感受器感受无损害的压力、张力、长度变化等，阈值低，因为有髓鞘起绝缘作用，感受的信号专一地传到某一功能中枢，完成某种特殊的功能；C 神经纤维机械感受器感受损害性或者有潜在损害性的信号，传到机体多个功能中枢，产生广泛的反应，包括学习和记忆效应，是进化中形成的一种避免损伤、恢复功能平衡的机制。

（二）C 温度感受器

温度维持在正常范围是机体正常代谢的基本条件。当体温超出正常范围，温度感受器会感受到这种变化，转化成神经冲动，传到中枢。中枢通过分析，发出调节性指令，以维持机体内环境温度的稳定。

C 神经纤维和 A-δ 神经纤维都可以感受温度的变化。A-δ 神经纤维有薄的髓鞘，介于 C 神经纤维和有髓鞘的神经纤维之间，但不像前者那样与多个中枢功能区有广泛的直接联系（其信号通路见图 5-5）。C 神经纤维可以感受冷刺激[25-28]，热刺激[28-30]。C 神经纤维与 A-δ 神经纤维感受冷热的温度范围是不一样的[31-32]。C 神经纤维感受过冷或过热引起的损害，并将信号传入中枢功能区；中枢根据传入信号，分析判断后，避免寒冷的环境，或者通过调整，使机体温度升高。在冰敷后，出现肢体温度升高，就是这种调节的体现。

（三）轻触觉感受器

触觉信号一般认为由 A-β 神经末梢感受，它将神经冲动传到体感中枢，用以鉴别物体的形状、柔软度等物理信息，属于鉴别性感觉，没有情感因素，也不会对机体功能的调整产生明显的影响。近年来发现一类新 C 神经纤维的末梢可以感受轻触觉[33-38]。这类轻触觉感受器刺激阈值很低，很轻的触觉就可以感受到。它将神经冲动传到脑岛和前额脑区底部，产生愉快的感觉。热恋的情人之间手指的轻轻触摸，就可以产生触电一样的快感，就是由这种感受器介导。这种感受器在人类社交活动中具有重要的意义，也可能有抑制疼痛的作用[39]。无痛针刺方法可能通过这种 C 神经感受器发挥作用。

（四）痒感受器

痒感受器主要分布在皮肤，属于化学感受器[40-41]。这种 C 神经感受器能够感受组胺等物质，转化成神经冲动，传导到神经中枢，产生痒感。目前发现的痒感受器都属于 C 神经感受器。

（五）其他化学感受器

人体代谢过程中产生的很多产物，在偏离正常范围时，都可以被它们转化成电信号，传入中枢神经系统，经过中枢系统的分析后，发出调节性指令，从而维持机体代谢的平衡。C 神经元在监控这些物质水平方面起着关键性的作用。人体有很多亚型的 C 神经化学感受器，且部分属于宽谱型感受器[42]。下面列举一些例子。

1. pH 值　pH 值是机体酶促反应正常进行的必要条件，是维持健康的关键性因素。因此，人体进化出精细的酸碱平衡调节系统，包括肺脏调节、肾脏调节、缓冲系统和离子交换，以维持机体 pH 值在正常范围。但是，这些都是

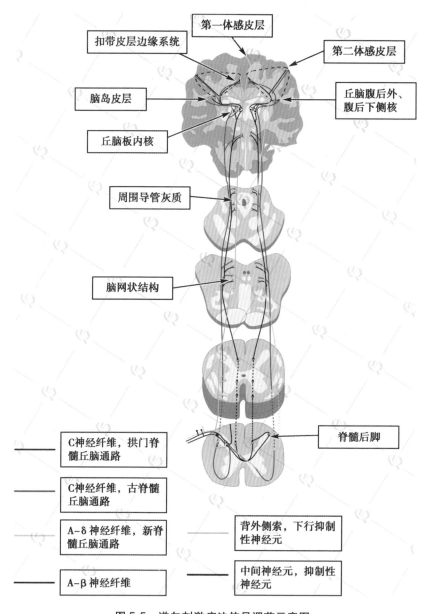

图 5-5　逆向刺激疗法信号调节示意图

在脊髓后脚附近，A-β、A-δ 和传入 C 神经纤维通过疼痛的门控机制调节 C 神经网络通路的开闭。在脑干有很多调节机体功能的中枢，这些中枢都有传入 C 神经网络分支直接连接。脑干的周围导管灰质等中枢有下行性疼痛抑制通路，受传入 C 神经信号和高级皮层中枢的调节。大脑体感皮层、脑岛皮层、扣带皮层是疼痛调节的高级中枢

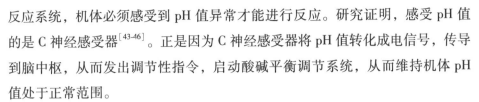

反应系统，机体必须感受到 pH 值异常才能进行反应。研究证明，感受 pH 值的是 C 神经感受器[43-46]。正是因为 C 神经感受器将 pH 值转化成电信号，传导到脑中枢，从而发出调节性指令，启动酸碱平衡调节系统，从而维持机体 pH 值处于正常范围。

2. 葡萄糖　葡萄糖是人体能量代谢的关键物质，过低则有生命危险，过高则会产生病理变化。因此，监测葡萄糖并将它控制在正常水平对健康有极其重要的意义。C 神经感受器能够感受葡萄糖[47]，将其浓度转化成电信号，传导到中枢功能区。C 神经通路对葡萄糖浓度的监测，对于维持葡萄糖浓度在正常范围具有重要的生理意义。

3. 二氧化碳　二氧化碳是人体代谢产生的物质，主要由肺排出体外。二氧化碳浓度过高，会产生呼吸性酸中毒。C 神经感受器能够感受二氧化碳的水平[48]，转化为电信号，传导到脑功能区。

4. 缺血　正常的血液循环是机体组织存活的必需条件。因此监测机体血液循环是维持机体生命极其重要的功能。缺血可以被 C 神经感受器探测到[49]，转化成电信号，传到中枢功能区。

5. 内皮素　内皮素不仅存在于血管内皮，也广泛存在于各种组织和细胞中，对维持基础血管张力、调节心血管功能具有特别重要的作用。内皮素的水平可以被 C 神经感受器探测到[50]，转化成电信号，传到脑功能区。

6. 氧化类物质　氧化代谢是人体存活必需的代谢过程，产生能量和氧化类物质。氧化类物质反映了氧化代谢的水平。C 神经感受器可以感受氧化类物质的水平[51]，转化成电信号，传导到脑功能区。

7. 其他物质　C 神经纤维能感知很多化学物质，如血清素、过敏原卵清蛋白[52]、阳性电荷蛋白质[53]、腔内酸[54]等。

总而言之，作为监控和传入机体内外环境的物理、化学信号的主体，C 神经元在维持机体动态平衡的过程中具有重要的生理作用[55-56]。

五、C 神经网络在脑功能调节中的作用

正因为 C 神经纤维感受器能够感受多种理化因子，转化成电信号，传导到脑功能区，所以能够广泛参与机体的平衡功能调节。

（一） 参与调节脑的功能活动

由于所有的 C 神经网络都通向脑的功能区，将外周感受的信号传导到脑，所以 C 神经纤维网络可以调节脑的功能活动。已经有多项研究提供了证据[57-61]。

（二） 参与脑-免疫功能调节

神经学和免疫学发展出一门交叉学科，即神经免疫学。脑作为一个整体参与调节外周免疫系统，尤其下丘脑和边缘系统作为神经内分泌和自主神经系统的调控中心，组成心理神经免疫调节的重要解剖基础[62]。C 神经纤维通过传入信号到脑功能区参与脑-免疫功能调节[63]。

（三） 参与脑干节律的调控

在《黄帝内经》中有气血运行的潮汐学说[64]，后来有子午流注学说[65]，都是在天人合一哲学思想下建立的。主要思想是人体一年四季，一个月，一天十二时辰气血在不同经脉的盛衰变化的节律性。现代医学从不同的角度研究出时间生物学。中西医从不同的角度发现了类似的规律。是什么介导人体功能的这种节律性变化呢？有研究证明 C 神经纤维轴的缝隙连接介导了脑干节律性调控[66]。这个研究与 C 神经通路将外界信息传导到脑中枢功能区的解剖结构是吻合的。C 神经网络通路感受不同季节、月份、时辰等外界的变化，将其转化成电信号并传到脑干，从而参与节律性调控。这提示，C 神经纤维可能是子午流注、潮汐学说的解剖基础。

总之，参与机体动态平衡的调节是 C 神经纤维与其他神经的重要区别。

六、C 神经元在病理变化中的作用

与生理上 C 神经元监控广泛的理化因子相呼应，在病理情况下，C 神经元参与疾病的发生、发展与修复过程。在周围组织有损伤时，C 神经元会变得更加敏感，从而反映疾病的病理状况。

（一） 误感性感觉（痛觉、冷觉、热觉等）

误感性感觉指由正常刺激产生的异常性感觉。误感性疼痛是指在正常情况下不产生疼痛的刺激，在病理情况下会产生疼痛。误感性冷觉，指在正常情况下不产生冷觉的刺激，在病理情况下会产生冷觉。误感性热觉，指在正常情况下不产生热觉的刺激，在病理情况下会产生热觉。

误感性疼痛的机制有两种假设。其一，由低阈值的触觉 C 神经元介导[67-69]。低阈值的 C 神经元在敏化的情况下，变得更加敏感，所以正常下不产生痛觉的刺激，也可以产生痛觉。其二，由 A-β 神经元参与的 C 神经元介导[70]。A-β 神经元与兴奋性和抑制性神经元都有突触联系。当 A-β 神经元激活抑制性神经元时，可以阻断 C 神经传入的疼痛信号，这就是疼痛的阀门机制；当 A-β 神经元激活兴奋性神经元时，就可以将 A-β 的神经冲动沿着 C 神经通路传入到大脑，产生误感性疼痛。这样，在正常情况下只是触觉的刺激，在神经敏化的情况下可以产生很强的疼痛感觉。

C 神经纤维介导误感性冷觉[71]、误感性热觉等。

（二）超敏性疼痛、自发性疼痛

痛觉是人体的一种保护机制。在感受到有害刺激时，人体会马上通过反射避开刺激源，并且调整行为，避免再次接触这种有害刺激。如果有害刺激很强烈，机体会增强疼痛信号系统的敏感性，这样可以更加灵敏地感知这种刺激。这种敏感性增加包括周围敏化和中枢敏化。

周围敏化是指周围组织中的高阈值神经元暴露于炎症介质或损伤组织引起的疼痛阈值降低，疼痛反应增强。它需要周围组织病理变化维持其存在。

中枢敏化是指因为细胞膜兴奋性增加，突触效能增强和抑制性减弱导致的疼痛神经通路功能增强，是机体神经系统在过度活动、炎症、神经损伤的情况下产生的神经可塑性改变。这是一个促进、增强、放大、扩大的状态，与疼痛超敏性在时间、空间、阈值的变化有关[72]。动物实验研究显示，中枢敏化由 C 神经纤维受到有害刺激引起，而 A 神经纤维（A-α、A-β、A-δ）却不会引起[73]。C 神经纤维受刺激引起痛觉信号系统多个节点发生可塑性变化，包括脊髓核、杏仁核、丘脑、前扣带皮层、臂旁核、中脑导水管周围灰质、上丘、前额叶皮层等。拱门脊髓丘脑通路和古脊髓丘脑通路都属于 C 神经纤维传入通路，多突触弥散性上传，途中有分支到达中枢神经系统多个中枢。这样的解剖结构是中枢敏化发生机制的基础。

1. 超敏性疼痛　在正常情况下会产生疼痛的信号，经过神经系统放大后，机体感受到比正常情况下更剧烈的疼痛。超敏性疼痛由 C 神经元介导[74-77]。

2. 自发性疼痛　在没有外界刺激下机体感受到的疼痛，由异位活动或后放电引起。异位活动：伤害感受器或其他疼痛通路神经在没有刺激的情况下产生动作电位。后放电：受刺激后持续放电。自发性疼痛由 C 神经纤维介导[78]。

骨关节炎是一种在 50 岁以上人群常见的疾病，可以发生在全身所有的关节。C 神经纤维介导骨关节性疼痛[79]。C 神经元也介导糖尿病神经性疼痛[80-81]。

（三）过敏性反应

呼吸道过敏性反应是一种高发性的病理过程，C 神经纤维介导呼吸道过敏性反应的气道炎症[82]。

七、C 神经元在疾病治疗中的作用

C 神经元不仅在生理、病理上作用广泛，在治疗上也是一个非常重要的靶点。

（一）治疗疼痛

1. 激活下行性抑制通路 通过激活 C 神经元可以激活疼痛下行性抑制通路，从而产生止痛作用[83-84]。

2. 神经性疼痛 通过激活 C 神经元可以治疗神经性疼痛[85]。

3. 关节松动手法 关节松动手法可以通过激活 C 神经元而产生止痛作用[86]。

（二）调节心血管功能

激活 C 神经纤维可以保护心肌缺血再灌注损伤[87]。电针通过 C 神经元产生心血管效应[88]。

（三）改善膀胱功能

通过激活 C 神经元可以改善膀胱功能[89]。

（四）调节肺功能

通过激活 C 神经元可以调节肺功能[90]。

很多药物、非药物治疗方法通过 C 神经元治疗疾病，包括针灸、关节松动手法、氨茶碱等。

第4节　用 C 神经通路解释得气现象

得气是针刺时患者和医生产生的感觉。患者常感到酸痛、沉紧、刺痛、麻木、钝痛、热、胀、冷等感觉[91-92]。得气被认为是疗效的指针[93]。《灵枢·九针十二原》曰："刺之而气不至，无问其数。刺之而气至，乃去之，勿复刺。刺之要，气至而有效，效之信，若风之吹云，明乎若见苍天"。可见得气的重要性。

从患者的感受来看，感到酸痛、刺痛、钝痛等都是通过 C 神经纤维传导的。A-δ 神经纤维也可以传导痛觉，但传导的是快痛，也就是尖锐痛。尖锐痛不被认为是得气。冷和热，以及冷痛和热痛，都可以通过 C 神经纤维和 A-δ 神经纤维传导。沉紧、压力感、胀等感觉可以通过 C 神经传导。

从施针者的感觉来看，"如鱼咬钩"的针感，是穴位组织缠绕针的物理力量造成的，这种组织可能是纤维结缔组织。这些组织具有弹性，且分布在这些组织的 C 神经纤维末梢比较丰富。纤维结缔组织的弹性适合传导力的变化（针刺手法引起的张力的变化）。因此，穴位实际上包含 C 神经纤维和其周围组织，这些周围组织可能包括结缔组织和某些特定的细胞。如肥大细胞[94]，肥大细胞受刺激后释放多种炎症分子，这些炎症分子可以刺激 C 神经纤维产生神经冲动。

穴位所在部位的 C 神经感受器，在接受针刺信号后，会把刺激转换成电信号，通过 C 神经通路到达体感中枢小人中与穴位对应的部位。这就像实物与镜子中的影像的对应关系一样。信号到达体感中枢小人，就会产生得气的感觉。

第 5 节　用 C 神经网络解释循经感传现象

经络理论指导临床针灸实践这个理论是以功能推测解剖的方法建立起来的，所以它的解剖实质从来没有被证实过。现代医学崛起后，解剖学发展起来了。直到目前为止，对经络实质的研究仍然是针灸理论的瓶颈，其临床疗效卓著，却找不到经络的解剖结构。为解决这个难题，在 20 世纪 80 年代中期，中国实施了"七五"国家攻关课题：十四经循经路线的客观检测；在 90 年代，我国又先后进行了"八五"和"九五"两个国家级经络攀登计划项目，围绕着循经感传的机制、经脉脏腑相关和经脉线的理化特性三个方面展开，形成了若干个假说：神经假说、体液假说和能量假说，依然没有找到经络的解剖结构。循经感传是经络的特有现象，因此，能否解释这种现象，是考核经络解剖基础的必需条件。下面用 C 神经元解剖对经络感传现象进行解释。

一、循经感传与神经传导的速度问题

循经感传速度很慢，为每秒几厘米到几十厘米。这是用神经作为经络解剖基础的一个难题。除 C 神经纤维以外，其他的神经纤维传导速度是 5～120 米/秒，与循经感传速度相差太大，根本不可能吻合。C 神经纤维是所有神经中传导速度最慢的神经纤维[95]。下肢坐骨神经纤维的传导速度是 0.5～2 米/秒（没有测量在中枢神经系统的传导速度）。根据这种测量来估算真实的传导速度是有系统误差的，其原因如下。

（一）C 神经纤维在中枢的传输必须经过三次突触传递

突触前后板之间是组织液。前板在电冲动到达后，神经递质被释放到突触间隙，到达后板，后板达到一定强度后产生电冲动，继续往下传。这种通过突触的传导，比纤维传递的速度要慢。所以，中枢的传导速度比周围的传导速度更慢。

（二）神经纤维在中枢与周围的走行路线不同

周围路线接近直线，中枢路线有折返[96-97]。如果按照实际走行路线来计算，其传导速度更低。

（三）神经纤维具有活动依赖性传导减慢性质

根据人体腓神经的皮下筋膜电刺激测定的数据[98]，压力敏感性 C 神经纤维传导速度可以减低（20.7±6.1）%，非压力敏感性 C 神经纤维可以减低（50.5±2.8）%。如果在测算 C 神经传导速度时，不考虑活动依赖性传导减慢的性质，C 神经的传导速度会被高估。

（四）雷马克束中 C 神经纤维之间电位传递需要时间

雷马克束中 C 神经纤维之间电位传递需要通过钙离子浓度升高等生理过程，这个过程需要时间，没有计算在估算的神经纤维传导速度中。

（五）在病理条件下，C 神经纤维传导速度降低

C 神经纤维在病理条件下比正常情况下的传导速度更慢[99]。在健康人群腓神经皮肤，机械敏感性传入 C 神经纤维的传导速度为（1.01±0.02）米/秒，在特定刺激条件下减慢（5.8±0.5）毫秒；在红斑性肢痛症患者，其传导速度为（0.86±0.03）米/秒，在特定刺激条件下减慢（19.6±3.5）毫秒。在健康人群腓神经皮肤，机械不敏感性传入 C 神经纤维的传导速度为（0.86±0.03）米/秒，在特定刺激条件下减慢（40.8±2.7）毫秒；在红斑性肢痛症患者，其传导速度为（0.67±0.02）米/秒，在特定刺激条件下减慢（62.6±3.5）毫秒。参考以上数据，在病理和特定刺激条件下，C 神经的传导速度与循经感传的速度在同一数量级别。

上述 5 个因素都造成测算 C 神经纤维传导速度时出现系统性误差，而且这些误差都是高估它的传导速度。如果把这些因素计算进去，C 神经纤维传导速度与循经感传的速度是同一数量级别的。也就是说，是吻合的。循经感传的速度实际上与临床上牵涉痛的传感速度是一样的。如在肩胛冈下肌有活性激痛点时，按压该激痛点可以出现疼痛向同侧手臂方向放射，被认为是牵涉痛；用针刺该激痛点时，可以出现疼痛沿着上述路线放射，被认为是循经感传现象。这两者的速度实际上是一样的。这种现象现代医学称为感觉合流现象，是由 C 神经纤维介导的[100-101]。

总之，循经传感速度与 C 神经纤维通路的传导速度是吻合的。

二、循经感传可被注射生理盐水所阻断

C 神经纤维的传导是一种电传导，依赖于合适的离子浓度，特别是钙离子的浓度。生理盐水虽然渗透压与组织液相同，但没有钙离子，注射后，钙离子被稀释，达不到传导的生理条件，当然传导就终止了。

三、循经感传可出现回流和泛感传

循经感传可出现回流和泛感传是指其传感的双向性和传导的弥散性。在雷马克束内，如果起源于近端的纤维产生神经冲动，其冲动传导到起源于远端的 C 神经纤维，就可以引起从近端向远端传导；如果起源于远端的纤维产生神经冲动，其冲动传导到起源于近端的 C 神经纤维，就可以引起从远端向近端传导。这就是为什么循经感传可以双向传导。在同一区域，同一雷马克束的 C 神经纤维可以互相传导，即可以在同一区域弥散传导；不同区域的 C 神经纤维通过相互的邻接关系，产生向不同区域的组织传导。这种弥散性传导的根本原因是 C 神经纤维没有髓鞘，绝缘性不好，不同 C 神经纤维之间相互传导信息造

31

成的。

四、循经感传可绕过瘢痕组织及通过局部麻醉区，可趋向病灶

信号在雷马克束内不同神经纤维之间传导的实际路线并不完全是经络理论所描述的路线，所以如果瘢痕组织或麻醉的部位在经络理论所描述的路线上，没有阻断雷马克束内不同神经纤维之间传导，当然传感就不受影响了。

五、循经感传的路线上有时出现血管扩张、轻度水肿

C 神经纤维信号可以到达中枢很多功能区，包括交感、副交感神经的调节中枢。通过外周 C 神经纤维传入信号到交感、副交感神经的调节中枢，可以发出调节血管舒缩的效应指令，从而引起血管扩张、轻度水肿的效应。

六、截肢患者在截肢部位出现幻经络感传

在截肢后，脊髓背神经节及以上的脊髓仍存在，它们内在的雷马克束也存在。只要这些雷马克束产生神经冲动，并且到达体感中枢，就可以出现幻经络感传。有意思的是，截肢患者可以出现幻痛，就是已经被截的肢体感觉到疼痛。目前已经研究清楚，幻痛的原因是 C 神经纤维产生自发动作电位所致[102-103]。身体在体感中枢有对应的影像，即体感小人（图 5-4），中枢神经系统在处理信息时是根据体感小人上的位置作为定位依据的。这就是为什么截肢了，仍然可有经络传感到已经被截肢部位的原因，因为在体感小人中仍然有被截的肢体的对应部位的电活动。

七、经络传感现象的信息阐释

当针刺穴位时，针刺信号转化为神经冲动，冲动传到体感小人的穴位对应部位，于是就有"得气"，实际上是信号传到体感中枢小人中与外周穴位对应的部位。针刺中出现的传感，即气感沿着经络远近端移动，实质是神经冲动按照顺序达到体感小人的远近对应的部位，产生类似放电影的效果，我们就感觉到气感在身体内流动。比如，针刺太溪穴产生得气感的时候，局部的雷马克束内某支纤维产生冲动。这支纤维产生冲动可以传到来自脚底的 C 神经纤维。来自脚底的 C 神经纤维的冲动传到体感中枢小人的脚底时，被针刺者就感到气感

传到脚底。这是往下传，也可以往上传。来自太溪穴的雷马克束与来自生殖器的雷马克束在脊髓背神经节之前融合为一个更大的雷马克束。当来自太溪穴的 C 神经纤维冲动传到来自生殖器的 C 神经纤维，后者的冲动传到体感中枢小人的生殖器部位时，被刺者就感到气感传到生殖器。因为来自太溪穴的冲动要传到来自生殖器的神经轴突需要一定的时间，所以前者先达到体感中枢的内踝部，后者后到达体感中枢的生殖器，所以在脚踝与生殖器的气感有先后关系。这样，被刺者就感觉到气感从内踝上传到生殖器。

综上所述，C 神经元的解剖完全可以解释经络的循经感传现象。C 神经网络及其连接的脑功能区，是解释经络感传现象的解剖结构基础。

第 6 节 C 神经通路解释五体刺法

《灵枢·官针》"凡刺有五，以应五藏，一曰半刺，半刺者，浅内而疾发针，无针伤肉，如拔毛状，以取皮气，此肺之应也。二曰豹文刺，豹文刺者，左右前后针之，中脉为故，以取经络之血者，此心之应也。三曰关刺，关刺者，直刺左右尽筋上，以取筋痹，慎无出血，此肝之应也；或曰渊刺；一曰岂刺。四曰合谷刺，合谷刺者，左右鸡足，针于分肉之间，以取肌痹，此脾之应也。五曰输刺，输刺者，直入直出，深内之至骨，以取骨痹，此肾之应也。"这段话讲述了五体刺法，即根据解剖组织的不同采用不同的刺法。为什么要根据解剖实行不同的刺法呢？我们看看不同的解剖组织 C 神经末梢分布的不同。

一、皮　　肤

皮肤包括表皮、真皮、皮下组织。这是 C 神经纤维末梢分布非常密集的区域。C 神经纤维移行于皮下组织，其末梢到达表皮颗粒层，分布到毛囊、小血管。这些 C 神经纤维有不同的亚型：疼痛感受器、机械感受器（压力、轻触觉、牵拉）、温度感受器、化学感受器。皮肤分布着很丰富的肥大细胞[104]。肥大细胞受刺激后释放组胺、肝素、成纤维细胞生长因子等多种血管活性介质和前炎症介质。这些介质可以被 C 神经化学感受器感受到，并传入中枢神经功能区，调整人体的功能。

《灵枢·官针》"半刺者，浅内而疾发针，无针伤肉，如拔毛状，以取皮气，此肺之应也"。这里很明确的说是"无针伤肉"。浅刺、平刺等刺法，针刺的都是皮肤这个解剖结构。因为皮肤含有多种感受器，包括 A-α、A-β、A-δ、肽敏感性和肽不敏感性传入 C 神经纤维[105-107]。针刺手法的物理刺激可以激活机械性感受器；针刺的局部损伤释放的化学介质（如组胺）可以激活化学性感受器；针刺放血可以释放血液内的成分，如血细胞内的钾、钙等离子，血红蛋白、白细胞内的溶酶体等，激活化学感受器；艾灸、冰敷、激光、微波通过温度激活温度感受器等。正是因为皮肤感受器的多样性，才有治疗方法的多样性。

皮肤感受器丰富，分布于所有部位的皮肤。这对临床研究设计假针灸对照组造成了困难。因为假针灸需要接触皮肤，不可避免地刺激感受器。当所谓的假针灸刺激皮肤的 C 神经感受器，刺激被转换成电信号，沿着传入 C 神经网络到达脑功能区，产生调节反应，就会产生治疗效应。所以假针灸并不是无效的对照组，很多临床研究结果也证实了假针灸治疗有效。

《灵枢·终始》"痒者，阳也，浅刺之"。痒症都是表证，因为产生组胺的肥大细胞分布在皮肤，且在皮肤分布有痒感的传入 C 神经感受器[108]。可见，肥大细胞、痒感传入 C 神经感受器在皮肤的分布与《灵枢·终始》中痒的针刺部位完全吻合。

《素问·皮部论》"凡十二经络脉者，皮之部也。"这就是说十二经脉为主干（为纪），主干分支为细小的络脉，络脉分布于皮部。这里的络脉包括络和脉。络为 C 神经纤维末梢，汇聚成小的雷马克束，再汇聚成大的雷马克束，进入脊髓，上行至脑功能区。脉指细小的血脉，包括小静脉、小动脉和毛细血管。在皮部，小血管周围分布着 C 神经末梢。C 神经末梢和小血管分布是密不可分的，所以络脉合称。小血管内血液的颜色由氧气和二氧化碳的含量决定，氧气含量高则赤，二氧化碳含量高则青、紫、黑。氧气和二氧化碳的含量由小血管的舒缩状态和组织的代谢状态决定。小血管开放，血流量大，则氧气含量高，二氧化碳含量低，血管为红色；小血管收缩，血流量低，则氧气含量低，二氧化碳含量高，则色青、紫、黑。小血管周围分布着交感神经末梢（C 神经末梢），支配着血管的舒缩。而交感神经末梢的指令发自于脑相应功能区。因此，通过对小血管的诊查有助于判断脑功能区的功能状态，帮助疾病的诊断。

皮部除了小血管外，另一重要的结构是汗孔，古人称之为毛孔、汗府、腠理。毛孔的开合由营卫调节。卫阳行于皮部，则皮肤温暖，汗出有度；卫气内郁，不能到达皮部，则恶寒、无汗。营阴行于皮部，则皮肤润泽；营阴不足，则皮肤干燥；卫阳不固，营阴外泄，则过量出汗。汗孔周围分布交感神经末梢（C 神经纤维末梢），这些神经末梢支配汗孔的开合。这些神经末梢是由大脑功能区主管。因此通过对出汗的诊查有助于对脑功能区功能状态的判断。

无论是络脉还是腠理，都是由脑功能区通过 C 神经纤维进行调控的。这样，用 C 神经网络可以从结构上解释十二皮部的功能、诊断与治疗。

十二皮部是十二正经的络脉在皮肤的分布而成，因此是十二正经体系的一部分。《素问·皮部论》"欲知皮部以经脉为纪者，诸经皆然"。十二皮部通过十二正经与远端脏腑组织发生功能联系。

二、深 筋 膜

《素问·痿论》"宗筋主束骨而利关节也"。筋是五体之一，包括筋膜、韧带，没有主动收缩功能，但有约束肌肉、骨骼的功能，使关节能正常活动。筋的张力不正常，关节活动就不正常，就会出现痹症，即痛症。筋的张力是如何调控的呢？深筋膜含有丰富的痛觉感受器、体位感受器、机械张力感受器、化学感受器、温度感受器[109]。其中有 A 类神经和 C 神经感受器。正常的张力信号由 A 类神经纤维传导，超过正常范围就会产生痛觉，由 C 神经纤维或 A-δ 神经纤维传导。如前所述，A-δ 神经纤维传导的是快痛、锐痛，主要是让机体避开损伤源。而 C 神经纤维传导的信号会传到脑功能区，调节机体的平衡。筋的约束功能受 C 神经纤维通向的脑功能区的支配。

《灵枢·官针》"关刺者，直刺左右尽筋上，以取筋痹，慎无出血"。这里明确指出不能针刺出血，因为筋膜上没有血管，不能采用刺脉放血的方法。如果出血，说明针刺到血管，不符合针至病所的原则。

当筋膜上的 C 神经产生敏化时，在正常情况下不产生疼痛的张力会刺激产生疼痛。在针刺筋膜时，就是要刺激敏化 C 神经感受器感受野（receptive field）的筋膜，这样更容易把刺激信号传导到脑功能区，治疗效果更好。《灵枢·经筋》"以知为数，以痛为输"，实际上描述的就是敏化点的触诊与治疗，与 C 神经的中枢敏化机制是非常吻合的。

针刺筋膜除了治疗筋膜局部的病症外，还可以治疗远端部位的病症。这是因为十二正经的分支分布到筋膜，因而构成了筋膜与远端组织的功能联系。

三、肌　　肉

穿过深筋膜，到达骨骼肌。骨骼肌的神经分布有 A-α、A-β、A-δ 和 C 神经纤维。其中 A-α 分布在肌腹与肌腱连接的起点和终点，叫高尔基腱器，感受肌肉的体位；A-β 分布在肌梭，感受肌肉的长度。A-δ 和 C 神经纤维感受骨骼肌的温度和痛觉。

肌肉主收缩，骨骼肌的功能是运动、保持姿势和产生热量。这三者都与能量代谢有关。在体实验表明，ATP 减少，肌肉 C 神经纤维对机械刺激敏感性增加；增加 ATP，肌肉 C 神经纤维对机械刺激敏感性降低。ATP 对皮肤和肌肉 C 神经纤维痛觉敏感性是不同的[110]。肌肉在急性或慢性疲劳状态下，会出现能量代谢不平衡的问题，肌肉细胞处于能量危机状态。这种状态下容易出现肌肉敏化点。针刺肌肉敏化点，可以刺激肌肉 C 神经纤维产生神经冲动，通过疼痛的下行传导机制缓解疼痛。运动后常出现酸痛，属于肌源性疼痛。这种疼痛的信号是由 C 神经纤维传导的[111-112]。

《灵枢·官针》"病在分肉间，取以员针于病所""分刺者，刺分肉之间也""合谷刺者，左右鸡足，针于分肉之间，以取肌痹"。《素问·调经论》"病在肉，调之分肉"。分肉指附着于骨骼的肌肉部分，就是肌腱。这就是说，对肌肉疼痛要用针刺肌腱的方法，可以用几根针刺在肌腱上，像鸡爪一样，这些都是针至病所的针刺方法。针刺肌肉，应该使用员针，因为员针不易刺伤肌肉纤维，而损伤肌肉纤维对肌肉收缩是有害的。员针可以刺激肌肉产生机械性刺激，可以被 C 神经纤维感受到，转化成神经冲动到脑中枢，产生治疗效应。

十二正经的络脉分布到肌肉中，受脑功能区的调节。与皮肤一样，肌肉也通过十二正经与远端脏腑组织产生功能联系。因此，肌肉也是十二正经体系的一部分。

四、骨　　膜

骨膜是包绕在骨外周的致密纤维组织，含有丰富的神经纤维。研究表明，A-δ 和 C 神经纤维都参与骨折疼痛的信号传感[113]。与皮肤不同，骨膜主要分布 A-δ 和肽不敏感性 C 神经纤维[113-114]。因为 C 神经纤维种类的不一样，在治疗上也会有不同。皮肤用放血疗法有效，而骨膜可能无效，因为骨膜没有或极少有肽敏感性 C 神经纤维（化学性感受器）；骨不像肌肉、筋膜那样有伸缩性，因此，感受张力的感受器少。这就造成了骨膜与肌肉、筋膜的针灸方法不同。《灵枢·官针》"输刺者，直入直出，深内之至骨，以取骨痹"。直入直出，不用捻转、滞针等针法，因为这里张力感受器少（骨膜紧密贴敷于骨，与深筋膜的结缔组织相比，其伸缩性差很多）。捻转针法对筋膜刺激，效果却很好，因为深筋膜是有良好弹性的组织，可以把张力信号传导到周围组织，以便被传入 C 神经纤维感受到。另外，笔者用震颤手法刺激骨膜，效果却很好。生理上，骨可以感受震动信号。比如，行走时，胫骨、股骨等产生震动，这种震动可以通过 C 神经纤维转化成电信号传入神经中枢。用直入直出针法刺激骨膜，对治疗慢性疼痛也有很好的效果，这是因为骨膜上没有或极少有肽敏感性 C 神经纤维，而机械性传入 C 神经感受器却很多。直入直出的针法可以提供机械性刺激，通过 C 神经纤维转化成电信号传入神经中枢，从而产生治疗效应。

《素问·骨空论》记载的针灸骨的穴位有：风府、**谚谞**、攒竹、八髎、寒府、涌泉、曲骨、阴交、大迎、环跳、委中、承扶、足三里、足通谷、然谷、光明、大椎，以及一些骨上没有命名的部位。其中既有局部取穴，如"大风颈项痛，刺风府"；也有远端取穴，如"胁络季胁，引少腹而痛胀，刺**谚谞**"。针刺同一穴位，既可以刺激皮肤、筋膜、肉、脉，也可以刺激骨。上述穴位是指刺激骨。针刺骨是五体刺法中的一种，采用"直入直出，深内之至骨"的方法治疗。可以针刺，也可以灸；可以在穴位，也可以不在穴位。无论如何，要深入至骨，激活骨膜上的 C 神经纤维末梢，才能将信号传到脑功能区，从而发挥治疗效果。

五、血　管

血管分布有压力敏感性、温度敏感性、pH 值敏感性 C 神经纤维[115-116]。这些 C 神经纤维感受穴位的刺激信号，将信号传导到脑功能区，参与血管功能的调节。

在血管分布 C 神经纤维参与血管的收缩调节[117-118]，因此可以作为降血压的靶点[119-122]。因为针刺激活 C 神经纤维可以产生持久的降压效果，针刺动脉激活 C 神经纤维有可能成为降血压的有效治疗方法[122]。

C 神经纤维参与缺血-再灌注损伤[117,123-124]，因而针刺血管可以运用于中风及其后遗症的治疗。

《灵枢·官针》"豹文刺者，左右前后针之，中脉为故，以取经络之血者，此心之应也"。这里就是用针刺血管，激活 C 神经纤维进行治疗的方法。在针刺血管起治疗作用的穴位有很多，如太渊、太冲、太溪、灵道、通里、阴郄、神门等。针刺血管放血可以治疗多种疾病。常用的针刺十宣放血、针刺大椎放血等，都是针刺血管治病的方法。

十二正经的络脉分布于血管，所以血管也通过十二正经与远端脏腑组织产生功能联系。血管也是十二正经体系的一部分。

第 7 节　用 C 神经通路解释穴位与经络

穴位是什么？穴位是一个信息接受区域，刺激它可以产生局部、远端治疗效应。穴位有皮、脉、筋、肉、骨膜这些组织的一部分或全部。这些组织都分布有 C 神经感受器，有很多不同的亚类，可以感受不同的刺激，且同一感受器，可能感受不同的刺激。皮、脉、筋、肉、骨膜中的纤维结缔组织具有弹性，其张力变化会传到邻近的 C 神经感受器，转化成电信号，传到脑中枢。穴位除了 C 神经感受器外，还包括与感受器相邻的组织细胞，包括：①细胞：皮肤肥大细胞，在受刺激时释放组胺等化学物质；成纤维细胞产生生长因子；血液细胞释放细胞内物质。②组织：血管膜具有弹性，可以传导张力变化；筋膜，由纤维结缔组织构成，在得气时，筋膜可能缠绕着针，会随着行针手法而产生机械张力的改变；肌肉外膜，是结缔组织，针灸刺激时可以产生张力变化；骨膜，也是结缔组织，可以传导针刺产生的机械刺激。

一、五输穴与雷马克束

五输穴中最常用的是荥、输穴。进一步考察还发现，五输穴不仅仅用于经脉、五脏病候的治疗，《黄帝内经》中的四时刺法、补泻刺法，以及刺外经病而关乎腧穴者，皆在本输，且多为《本输》成篇后的"本输"概念。刺脏腑者则兼取本输、背俞。可见，经脉的特性与功用主要由本输来体现；而脏腑病症的诊疗则由本输与背俞——本与标共同体现[125]。从这段考证论述体现了五输穴在经络理论中的地位及其在经脉与内脏病候治疗中的重要性。下面用邻接联系阐释五输穴。

1. 五输穴与 C 神经雷马克束特征的相似性 《灵枢·九针十二原》"黄帝曰：愿闻五藏六府所出之处。岐伯曰：五藏五腧，五五二十五腧；六府六腧，六六三十六腧；经脉十二，络脉十五；凡二十七气，以上下。所出为井，所溜为荥，所注为俞，所行为经，所入为合，二十七气所行，皆在五腧也。"这里描述的五输穴体现了几个特点：①五输穴从四肢末端向躯干方向排列；②以水流由小到大比喻穴位经气由小到大的关系。我们将之与 C 神经纤维雷马克束结构的树根状排列对比就会发现，两者无论是部位、方向和数量上递增的关系上都是完全吻合的。雷马克束从四肢末端向躯干走行过程中，小的雷马克束逐渐融合成大的雷马克束。以足太阳膀胱经的五输穴为例，从至阴、足通谷、束骨、昆仑和委中从远到近分布，因为有新的 C 神经纤维加入到从至阴开始的雷马克束中来，使得雷马克束由小到大（雷马克束的大小由它所包含的 C 神经纤维的数量决定）。

2. 五输穴共同主治功能与雷马克束 五输穴具有共同的主治功能，为什么？五输穴所在组织的传入 C 神经纤维可能进入共同的雷马克束。这样，刺激一个穴位的传入 C 神经纤维，可以将电信号传到同一雷马克束内的源于另一穴位的传入 C 神经纤维。这样，刺激任何五输穴，都可以激活它们通往的中枢，从而产生共同的功能效应。

二、五输穴与内脏的邻接连接

"……而脏腑病症的诊疗则由本输与背俞——本与标共同体现"[125]。通过五输穴治疗内脏的病候是临床针刺的重要配穴方法。五输穴所在的雷马克束进入脊髓后脚：手三阴三阳经雷马克束沿着臂丛神经进入 $C_5 \sim T_1$（少数人到 T_2）脊神经前支，从脊髓后脚进入脊髓，上行或下行 2~3 脊髓节段；下肢的五输穴的雷马克束沿着腰骶丛从脊髓后脚进入脊髓，上行或下行 2~3 脊髓节段；胸、腹、盆腔内脏神经纤维沿着交感/副交感神经循行，到达交感干，从脊髓后脚进入脊髓，上行或下行 2~3 脊髓节段。上肢或下肢的 C 神经纤维与内脏的 C 神经纤维在脊髓后脚或在脊髓内上行、下行过程中构成邻接联系。这种联系使得信号在内脏与肢体之间相互传递。比如，心脏的疼痛传到左上肢（不

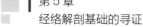
会传到右上肢），肾绞痛传到下肢。在治疗上用下肢的五输穴治疗腹腔、盆腔的内脏病候，用上肢的五输穴治疗心、肺的病候，等等。

三、背俞穴与内脏的邻近连接

"刺脏腑者则兼取本输、背俞"。可见，经脉的特性与功用主要由本输来体现；而脏腑病症的诊疗则由本输与背俞——本与标共同体现。[125]背俞穴在脏腑病症治疗中的作用无需赘述。

《灵枢·背腧》"黄帝问于岐伯曰：愿闻五脏之俞，出于背者。岐伯曰：胸中大俞，在杼骨之端，肺俞在三焦之间，心俞在五焦之间，膈俞在七焦之间，肝俞在九焦之间，脾俞在十一焦之间，肾俞在十四焦之间。皆挟脊相去三寸所，则欲得而验之，按其处，应在中而痛解，乃其俞也。"这段话描述了背俞穴与五脏的关系、背俞穴的定位方法。背俞穴与五脏有对应关系，五脏有病痛，按它的背俞穴，五脏病痛就会缓解。

为什么按压相应背俞穴，五脏病痛会缓解？背俞穴所在的 C 神经纤维属于躯体神经，由所在脊髓节段水平传入脊髓后脚；五脏的传入交感 C 神经纤维进入脊髓后脚。背俞穴和内脏的交感传入 C 神经纤维在脊髓后脚汇聚（图 5-6）处直接相邻，构成邻接联系[101]。有邻接联系的传入 C 神经纤维之间可以相互传递电信号，这就产生了重要的功能。《素问·举痛论》"寒气客于背俞之脉，则脉泣，脉泣则血虚，血虚则痛。其俞注于心，故相引而痛。按之则热气至，热气至则痛止矣。"这里描述的是心脏的背俞穴引起心痛的情况。背俞穴所在的组织感受外邪或损伤，产生病变，它所在的传入 C 神经元会敏化，产生神经冲动；因为它在脊髓后脚处与心脏的交感传入 C 神经元构成邻接联系，所以神经冲动传到心脏交感传入 C 神经纤维；后者随着交感传入 C 神经通路传到体感中枢小人与心脏对应的部位，所以感受到心痛。这就是"背痛彻心"的神经机制。同样的道理，由心脏的病变产生的神经冲动，也可以通过邻接联系传到体感中枢小人与背俞穴对应的部位，感受到背部的疼痛。正因为内脏交感传入 C 神经纤维与背俞穴在解剖上构成邻接联系的原因，背俞穴用来治疗内脏疾病。

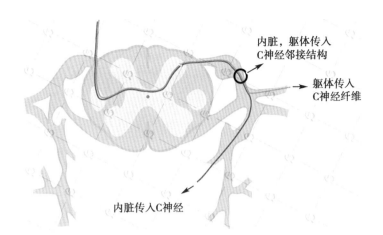

内脏，躯体传入
C神经邻接结构

躯体传入
C神经纤维

内脏传入C神经

图 5-6　背俞穴与内脏传入 C 神经邻接结构示意图

胸、腹、盆腔内脏传入 C 神经纤维经过交感或副交感传入神经进入脊髓后
脚；背俞穴传入 C 神经纤维也进入脊髓后脚。两者在脊髓后脚或脊髓内上
下绕行的过程中，由于位置相邻而构成邻接联系

其他内脏与背俞穴的相互关系也是通过同样的机制实现的，这里不详述。值得提出的是，在内经中并没有将背俞穴归入膀胱经。"至于原本属于经脉之标的背俞穴，后来被归于足太阳一脉，主要是因为后人的误解所导致的理论整合的失误"[126]。

总之内脏与背俞穴的关系是通过 C 神经元的邻接联系实现的。

四、脊髓丘脑束与三叉神经丘脑束联系的邻近连接

五输穴传入 C 神经通路除了与脏腑通过邻接联系外，也与头面部有功能联系。三叉神经是第五对脑神经，通往脑桥。其中传导体位和触觉的信号 A-α 和 A-β 直接上行，而传导痛觉和温度觉的 C 神经纤维、A-δ 神经纤维却下行，经过延髓到达颈 2 脊髓水平，然后再上行[18-19]。脑桥、延髓是神经上行和下行通路的枢纽，如果用交通来比喻的话，是交通拥挤的区域。三叉 C 神经纤维向下绕行的结构必然有其重要的生理作用，不然这种降低效率的解剖结构是不符合进化规律的。这种下行是为了与脊髓丘脑束接近，从而形成邻接关系。

脊髓丘脑束与三叉神经丘脑束邻接联系在瓦伦贝格综合征患者的尸体解剖中得到证实[127]。中风患者一般是同侧面部和躯体的病变，但在瓦伦贝格综合征是一侧面部和对侧躯体痛觉、温度觉的丧失。这种情况是因为上行的脊髓丘

脑束已经在脊髓完成交叉，而下行的三叉神经束没有完成交叉。在两者结合的部位出现中风时，就出现了同侧面部和对侧躯体的痛觉和温度觉的丧失。三叉神经 C 神经纤维进入脑桥后在同侧下行到颈 1、2 脊髓节段，有部分纤维在延髓、脊髓交叉到对侧。如果下行的三叉神经 C 神经纤维与上行的脊髓丘脑束构成邻接关系，就构成了一侧肢体与对侧面部的联系（图 5-7），如手阳明大肠经止于对侧迎香穴。如果都完成交叉的脊髓丘脑束与三叉神经丘脑束，在上行过程中构成邻接联系，就构成了肢体与同侧面部的联系，如手足太阳、手三焦、足阳明胃经都止于同侧面部。

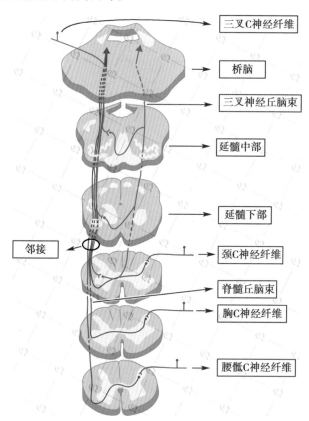

图 5-7　脊髓丘脑束与三叉神经丘脑束的解剖联系示意图

颈、胸、腰、骶部 C 神经纤维进入脊髓后，上行或下行 2~3 脊髓节段后，交叉到对侧，沿着脊髓丘脑束上行，所以到达上颈部的时候已经完成交叉。三叉神经 C 神经纤维进入脑桥后在同侧下行到延髓，颈 1、2 脊髓节段，部分纤维在延髓、脊髓交叉到对侧。如果下行的三叉神经 C 神经纤维与上行的脊髓丘脑束构成邻接关系，就构成了一侧肢体与对侧面部的联系神经冲动在邻接联系中相互传导，就完成了面部与躯体、内脏的信号交流，使得头面部与躯干、四肢、内脏的 C 神经纤维有了广泛的信号联系和整合[128-129]。

第 8 节 小 结

本章从经络的功能特点开始，从针灸产生的刺激信号入手，筛选出经络的备选解剖结构：C 神经网络通路。然后从 C 神经网络通路的解剖特点，包括一级、二级、三级 C 神经元的解剖特点，它们之间的邻接联系以及通向的脑功能区，引申出其功能，从而解释穴位、得气、经络感传、五体刺法的局部和远端联系、经络与内脏的功能联系。这个论证过程，使用了从功能到解剖、从解剖到功能的方法，使得解剖和功能相互印证，从而使神经经络学说得到全面的论证。

参 考 文 献

［1］韩济生. 针刺镇痛二十年［J］. 中西医结合杂志，1985，5（8）：506-508.

［2］Napadow V，Dhond RP，Kim J，et al. Brain encoding of acupuncture sensation--coupling on-line rating with fMRI［J］. Neuroimage，2009，47（3）：1055-1065.

［3］Shi Y，Liu Z，Zhang S，et al. Brain Network Response to Acupuncture Stimuli in Experimental Acute Low Back Pain：An fMRI Study［J］. Evid Based Complement Alternat Med，2015，2015：210120. doi：10. 1155/2015/210120.

［4］Shi Y，Zhang S，Li Q，et al. A study of the brain functional network of Deqi via acupuncturing stimulation at BL40 by rs-fMRI［J］. Complement Ther Med，2016，25：71-77.

［5］Weiss T，Straube T，Boettcher J，et al. Brain activation upon selective stimulation of cutaneous C- and Adelta-fibers［J］. Neuroimage，2008，41（4）：1372-1381. doi：10. 1016/j. neuroimage. 2008. 03. 047.

［6］Schmelz M，Schmidt R，Ringkamp M，et al. Limitation of sensitization to injured parts of receptive fields in human skin C-nociceptors［J］. Exp Brain Res，1996，109（1）：141-147.

［7］Hall DH，Treinin M.. How does morphology relate to function in sensory arbors？［J］. Trends in Neurosciences，2011，34（9）：443-451. http：//doi. org/10. 1016/j. tins. 2011. 07. 004

［8］ Gallar J, Pozo M. A, Tuckett RP, et al. Response of sensory units with unmyelinated fibres to mechanical, thermal and chemical stimulation of the cat's cornea ［J］. Physiol, 1993, 468: 609-622.

［9］ Murinson BB, Griffin JW. C-fiber structure varies with location in peripheral nerve ［J］. J Neuropathol Exp Neurol, 2004, 63 (3): 246-254.

［10］ Mayer C, Quasthoff S, Grafe P. Confocal imaging reveals activity-dependent intracellular Ca^{2+} transients in nociceptive human C fibres ［J］. Pain, 1999, 81: 317-322.

［11］ Hilliges M, Weidner C, Schmelz M, et al. ATP responses in human C nociceptors ［J］. Pain, 2002, 98: 59-68.

［12］ Hull MJ, Soffe SR, Willshaw DJ, et al. Modelling the Effects of Electrical Coupling between Unmyelinated Axons of Brainstem Neurons Controlling Rhythmic Activity ［J］. PLoS Comput Biol, 2015, 11 (5): e1004240. doi: 10. 1371/journal. pcbi. 1004240

［13］ Murinson BB, Hoffman PN, Banihashemi MR, et al. C-fiber (Remak) bundles contain both isolectin B4-binding and calcitonin gene-related peptide-positive axons ［J］. J Comp Neurol, 2005, 484 (4): 392-402.

［14］ Ling LJ, Honda T, Shimada Y, et al. Central projection of unmyelinated (C) primary afferent fibers from gastrocnemius muscle in the guinea pig ［J］. J Comp Neurol, 2003, 461 (2): 140-150.

［15］ Shehab SA, Al-Marashda K, Al-Zahmi A, et al. Unmyelinated primary afferents from adjacent spinal nerves intermingle in the spinal dorsal horn: a possible mechanism contributing to neuropathic pain ［J］. Brain Res, 2008, 1208: 111-119. doi: 10. 1016/j. brainres. 2008. 02. 089.

［16］ Chung JM, Kenshalo DR Jr, Gerhart KD, et al. Excitation of primate spinothalamic neurons by cutaneous C-fiber volleys ［J］. J Neurophysiol, 1979, 42 (5): 1354-1369.

［17］ Baron R. Mechanisms of Disease: neuropathic pain-a clinical perspective ［J］. Nature Clinical Practice Neurology, 2006, 2: 95-106. doi: 10. 1038/ncpneuro0113.

［18］ Chandler MJ, Qin C, Yuan Y, et al. Convergence of trigeminal input with visceral and phrenic inputs on primate C1-C2 spinothalamic tract neurons ［J］. Brain Res, 1999, 829 (1-2): 204-208.

［19］ Chandler MJ, Zhang J, Foreman RD. Vagal, sympathetic and somatic sensory inputs to upper cervical (C1-C3) spinothalamic tract neurons in monkeys ［J］. J Neurophysiol, 1996, 76 (4): 2555-2567.

［20］Ørstavik K, Namer B, Schmidt R, et al. Abnormal function of C-fibers in patients with dia-betic neuropathy ［J］. J Neurosci, 2006, 26 (44): 11287-11294.

［21］Jang JH, Kim KH, Nam TS, et al. The role of uninjured C-afferents and injured afferents in the generation of mechanical hypersensitivity after partial peripheral nerve injury in the rat ［J］. Exp Neurol, 2007, 204 (1): 288-298.

［22］Douglas W W, Ritchie J M. Non-medullated fibres in the saphenous nerve which signal touch ［J］. J Physiol, 1959, 139 (3): 385-399.

［23］IGGO A. Cutaneous mechanoreceptors with afferent C fibres ［J］. J Physiol, 1960, 152: 337-353.

［24］Beissner F, Brandau A, Henke C, et al. A (delta) and C fiber mediated pain Quick dis-crimination of A (delta) and C fiber mediated pain based on three verbal descriptors ［J］. PLoS One, 2010, 5 (9): e12944. doi: 10. 1371/journal. pone. 0012944.

［25］Baker MD. Action potential initiation in unmyelinated afferents comes in from the cold ［J］. J Physiol, 2009, 587 (Pt 6): 1141. doi: 10. 1113/jphysiol. 2009. 170571.

［26］Samour MS, Nagi SS, Mahns. Cav3. 2-expressing low-threshold C fibres in human hairy skin contribute to cold allodynia--a non-TRPV1- and non-TRPM8-dependent phenomenon ［J］. Pain, 2015, 156 (8): 1566-1575. doi: 10. 1097/j. pain. 0000000000000202.

［27］Campero M, Bostock H. Unmyelinated afferents in human skin and their responsiveness to low temperature ［J］. Neurosci Lett, 2010, 470 (3): 188-192. doi: 10. 1016/j. neulet. 2009. 06. 089.

［28］IGGO A. Cutaneous heat and cold receptors with slowly conducting (C) afferent fibres ［J］. Q J Exp Physiol Cogn Med Sci, 1959, 44: 362-370.

［29］Hensel H, Iggo A, Witt I. A quantitative study of sensitive cutaneous thermoreceptors with C afferent fibres ［J］. J Physiol, 1960, 153: 113-126.

［30］Teliban A, Bartsch F, Struck M, et al. Axonal thermosensitivity and mechanosensitivity of cutaneous afferent neurons ［J］. Eur J Neurosci, 2011, 33 (1): 110-118. doi: 10. 1111/j. 1460~9568. 2010. 07471. x.

［31］Campero M, Bostock H. Unmyelinated afferents in human skin and their responsiveness to low temperature ［J］. Neurosci Lett, 2010, 470 (3): 188-192. doi: 10. 1016/j. neulet. 2009. 06. 089.

［32］Campero M, Baumann TK, Bostock H, et al. Human cutaneous C fibres activated by cool-ing, heating and menthol ［J］. J Physiol, 2009, 587 (Pt 23): 5633-5652. doi: 10.

1113/jphysiol. 2009. 176040.

［33］Olausson H, Lamarre Y, Backlund H, et al. Unmyelinated tactile afferents signal touch and project to insular cortex ［J］. Nat Neurosci, 2002, 5 (9): 900-904.

［34］Löken LS, Wessberg J, Morrison I. Coding of pleasant touch by unmyelinated afferents in humans ［J］. Nat Neurosci, 2009, 12 (5): 547-548. doi: 10. 1038/nn. 2312.

［35］Olausson H, Wessberg J, Morrison I, et al. The neurophysiology of unmyelinated tactile afferents ［J］. Neurosci Biobehav Rev, 2010, 34 (2): 185-191. doi: 10. 1016/j. neubiorev. 2008. 09. 011.

［36］Björnsdotter M, Morrison I, Olausson H. Feeling good: on the role of C fiber mediated touch in interoception ［J］. Exp Brain Res, 2010, 207 (3-4): 149-155. doi: 10. 1007/s00221-010-2408-y.

［37］Morrison I, Löken LS, Minde J, et al. Reduced C-afferent fibre density affects perceived pleasantness and empathy for touch ［J］. Brain, 2011, 134 (Pt 4): 1116-1126. doi: 10. 1093/brain/awr011.

［38］Jönsson EH, Backlund Wasling H, Wagnbeck V, et al. Unmyelinated tactile cutaneous nerves signal erotic sensations ［J］. J Sex Med, 2015, 12 (6): 1338-1345. doi: 10. 1111/jsm. 12905.

［39］Olausson H, Wessberg J, Morrison I, et al. The neurophysiology of unmyelinated tactile afferents ［J］. Neurosci Biobehav Rev, 2010, 34 (2): 185-191. doi: 10. 1016/j. neubiorev. 2008. 09. 011.

［40］De Ridder D, Hans G, Pals P, et al. A. C-fiber-mediated neuropathic brachioradial pruritus ［J］. J Neurosurg, 2010, 113 (1): 118-121. doi: 10. 3171/2009. 9. JNS09620.

［41］Schmelz M, Hilliges M, Schmidt R, et al. Active " itch fibers" in chronic pruritus ［J］. Neurology, 2003, 61 (4): 564-566.

［42］Schmelz M, Schmidt R, Weidner C, et al. Chemical response pattern of different classes of C-nociceptors to pruritogens and algogens ［J］. J Neurophysiol, 2003, 89 (5): 2441-2448.

［43］Huang CW, Tzeng JN, Chen YJ. Nociceptors of dorsal root ganglion express proton-sensing G-protein-coupled receptors ［J］. Mol Cell Neurosci, 2007, 36 (2): 195-210.

［44］Lee L. Y, Gu Q, Xu F. Acid-sensing by airway afferent nerves ［J］. Pulm Pharmacol Ther, 2013, 26 (5): 491-7. doi: 10. 1016/j. pupt. 2013. 03. 010.

［45］Zhang S, Liu Z, Heldsinger A. Intraluminal acid activates esophageal nodose C fibers after mast cell activation ［J］. Am J Physiol Gastrointest Liver Physiol, 2014, 306 (3): G200-207. doi: 10. 1152/ajpgi. 00142. 2013.

［46］Ru F, Banovcin P Jr, Kollarik M. Acid sensitivity of the spinal dorsal root ganglia C-fiber nociceptors innervating the guinea pig esophagus ［J］. Neurogastroenterol Motil, 2015, 27 (6): 865-874. doi: 10. 1111/nmo. 12561.

［47］Suzuki Y, Sato J, Kawanishi M, et al. Tissue glucose level modulates the mechanical responses of cutaneous nociceptors in streptozotocin-diabetic rats but not normal rats in vitro ［J］. Pain, 2002, 99 (3): 475-484.

［48］Lin RL, Gu Q, Lin YS, et al. Stimulatory effect of CO_2 on vagal bronchopulmonary C-fiber afferents during airway inflammation ［J］. J Appl Physiol, 2005, 99 (5): 1704-1711.

［49］Pan HL, Chen SR. Sensing tissue ischemia: another new function for capsaicin receptors? ［J］. Circulation, 2004, 110 (13): 1826-1831.

［50］Hamamoto DT, Khasabov SG, Cain DM. Tumor-evoked sensitization of C nociceptors: a role for endothelin ［J］. J Neurophysiol, 2008, 100 (4): 2300-2311. doi: 10. 1152/jn. 01337. 2007.

［51］Ruan T, Lin YJ, Hsu TH, et al. Sensitization by pulmonary reactive oxygen species of rat vagal lung C-fibers: the roles of the TRPV1, TRPA1, and P2X receptors ［J］. Plos One, 2014, 9 (4): e91763. doi: 10. 1371/journal. pone. 0091763.

［52］Potenzieri C, Meeker S, Undem BJ. Activation of mouse bronchopulmonary C-fibres by serotonin and allergen-ovalbumin challenge ［J］. J Physiol, 2012, 590 (21): 5449-5459. doi: 10. 1113/jphysiol. 2012. 237115.

［53］Lee LY, Gu Q. Mechanisms of bronchopulmonary C-fiber hypersensitivity induced by cationic proteins ［J］. Pulm Pharmacol Ther, 2003, 16 (1): 15-22.

［54］Zhang S, Liu Z, Heldsinger A. Intraluminal acid activates esophageal nodose C fibers after mast cell activation ［J］. Am J Physiol Gastrointest Liver Physiol, 2014, 306 (3): G200-207. doi: 10. 1152/ajpgi. 00142. 2013.

［55］Weiss T, Straube T, Boettcher J. Brain activation upon selective stimulation of cutaneous C- and Adelta-fibers ［J］. Neuroimage, 2008, 41 (4): 1372-1381. doi: 10. 1016/j. neuroimage. 2008. 03. 047.

［56］Björnsdotter M, Morrison I, Olausson H. Feeling good: on the role of C fiber mediated touch in interoception ［J］. Exp Brain Res, 2010, 207 (3-4): 149-155. doi: 10. 1007/

s00221-010-2408-y.

[57] Staud R, Craggs JG, Robinson ME, et al. Brain activity related to temporal summation of C-fiber evoked pain [J]. Pain, 2007, 129 (1-2): 130-142.

[58] Staud R, Craggs JG, Perlstein WM, et al. Brain activity associated with slow temporal summation of C-fiber evoked pain in fibromyalgia patients and healthy controls [J]. Eur J Pain, 2008, 1078-189. doi: 10. 1016/j. ejpain. 2008. 02. 002.

[59] Craggs JG, Staud R, Robinson ME, et al. Effective connectivity among brain regions associated with slow temporal summation of C-fiber-evoked pain in fibromyalgia patients and healthy controls [J]. J Pain, 2012, 13 (4): 390-400. doi: 10. 1016/j. jpain. 2012. 01. 002.

[60] Qiu Y, Noguchi Y, Honda M, et al. Brain processing of the signals ascending through unmyelinated C fibers in humans: an event-related functional magnetic resonance imaging study [J]. Cereb Cortex, 2006, 16 (9): 1289-1295.

[61] Raij TT, Forss N, Stancák A, et al. Modulation of motor-cortex oscillatory activity by painful Adelta- and C-fiber stimuli [J]. Neuroimage, 2004, 23 (2): 569-573.

[62] 郑丽, 林文娟. 神经系统与免疫系统的相互作用 [J]. 心理科学进展, 2000, 18 (01): 69-74.

[63] Thinschmidt JS, King MA, Korah M, et al. Central neural activation following contact sensitivity peripheral immune challenge: evidence of brain-immune regulation through C fibres [J]. Immunology, 2015, 146 (2): 206-216. doi: 10. 1111/imm. 12479.

[64] 黄龙祥. 经脉理论还原与重构大纲 [M]. 北京: 人民卫生出版社, 2016: 10-14.

[65] 何若愚撰、阎明广注. 子午流注针经 [M]. 北京: 人民卫生出版社, 1983.

[66] Hull MJ, Soffe SR, Willshaw DJ, et al. Modelling the Effects of Electrical Coupling between Unmyelinated Axons of Brainstem Neurons Controlling Rhythmic Activity [J]. PLoS Comput Biol, 2015, 11 (5): e1004240. doi: 10. 1371/journal. pcbi. 1004240

[67] Jänig W. Mechanical allodynia generated by stimulation of unmyelinated afferent nerve fibres [J]. J Physiol, 2011, 589 (Pt 18): 4407-4408. doi: 10. 1113/jphysiol. 2011. 217083.

[68] Nagi SS, Mahns DA. C-tactile fibers contribute to cutaneous allodynia after eccentric exercise [J]. J Pain, 2013, 14 (5): 538-548. doi: 10. 1016/j. jpain. 2013. 01. 009

[69] Nagi SS, Rubin TK, Chelvanayagam DK, et al. Allodynia mediated by C-tactile afferents in human hairy skin [J]. J Physiol, 2011, 589 (Pt 16): 4065-4075. doi: 10. 1113/

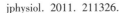

jphysiol. 2011. 211326.

［70］ Prescott SA, Ma Q, De Koninck Y. Normal and abnormal coding of somatosensory stimuli causing pain ［J］. Nat Neurosci, 2014, 17 (2): 183-191. doi: 10. 1038/nn. 3629.

［71］ Samour MS, Nagi SS, Mahns DA. Cav3. 2-expressing low-threshold C fibres in human hairy skin contribute to cold allodynia--a non-TRPV1- and non-TRPM8-dependent phenomenon ［J］. Pain, 2015, 156 (8): 1566-1575. doi: 10. 1097/j. pain. 0000000000000202.

［72］ Latremoliere A, Woolf CJ. Central sensitization: a generator of pain hypersensitivity by central neural plasticity ［J］. J Pain, 2009, 10 (9): 895-926. doi: 10. 1016/j. jpain. 2009. 06. 012

［73］ Woolf CJ, Thompson SW, King AE. Prolonged primary afferent induced alterations in dorsal horn neurones, an intracellular analysis in vivo and in vitro ［J］. J Physiol (Paris), 1988, 83 (3): 255-266.

［74］ Lennertz RC, Kossyreva EA, Smith AK, et al. TRPA1 mediates mechanical sensitization in nociceptors during inflammation ［J］. Plos One, 2012, 7 (8): e43597. doi: 10. 1371/ journal. pone. 0043597.

［75］ Jang JH, Kim KH, Nam TS, et al. The role of uninjured C-afferents and injured afferents in the generation of mechanical hypersensitivity after partial peripheral nerve injury in the rat ［J］. Exp Neurol, 2007, 204 (1): 288-289.

［76］ Seal RP, Wang X, Guan Y, et al. Injury-induced mechanical hypersensitivity requires C-low threshold mechanoreceptors ［J］. Nature, 2009, 462 (7273): 651-655. doi: 10. 1038/nature08505.

［77］ Ørstavik K, Weidner C, Schmidt R, et al. Pathological C-fibres in patients with a chronic painful condition ［J］. Brain, 2003, 126 (Pt 3): 567-578.

［78］ Djouhri L, Koutsikou S, Fang X, et al. Spontaneous pain, both neuropathic and inflammatory, is related to frequency of spontaneous firing in intact C-fiber nociceptors ［J］. J Neurosci, 2006, 26 (4): 1281-1292.

［79］ Kelly S, Dunham JP, Murray F, et al. Spontaneous firing in C-fibers and increased mechanical sensitivity in A-fibers of knee joint-associated mechanoreceptive primary afferent neurones during MIA-induced osteoarthritis in the rat ［J］. Osteoarthritis Cartilage, 2012, 20 (4): 305-313. doi: 1016/j. joca. 2012. 01. 002

［80］ Chen X, Levine JD. Altered temporal pattern of mechanically evoked C-fiber activity in a model of diabetic neuropathy in the rat ［J］. Neuroscience, 2003, 121 (4): 1007-1015.

[81] Ørstavik K., Weidner C. Schmidt R. Pathological C-fibres in patients with a chronic painful condition [J]. Brain, 2003, 126 (Pt 3): 567-578.

[82] Rogerio AP, Andrade EL, Calixto JB. C-fibers, but not the transient potential receptor vanilloid 1 (TRPV1), play a role in experimental allergic airway inflammation [J]. Eur J Pharmacol, 2011, 662 (1-3): 55-62. doi: 16/j. ejphar. 2011. 04. 027.

[83] Waters AJ, Lumb BM. Descending control of spinal nociception from the periaqueductal grey distinguishes between neurons with and without C-fibre inputs [J]. Pain, 2008, 134 (1-2): 32-40.

[84] Koutsikou S, Parry DM, MacMillan FM, et al. Laminar organization of spinal dorsal horn neurones activated by C- vs. A-heat nociceptors and their descending control from the periaqueductal grey in the rat [J]. Eur J Neurosci, 2007, 26 (4): 943-952.

[85] Zhu HQ, Xu J, Shen KF, et al. Bulleyaconitine A depresses neuropathic pain and potentiation at C-fiber synapses in spinal dorsal horn induced by paclitaxel in rats [J]. Exp Neurol, 2015, 273: 263-272. doi: 10. 1016/j. expneurol. 2015. 09. 006

[86] George SZ, Bishop MD, Bialosky JE, et al. Immediate effects of spinal manipulation on thermal pain sensitivity: an experimental study [J]. BMC Musculoskelet Disord, 2006, 7: 68.

[87] Sexton A, McDonald M, Cayla C, et al. 12-Lipoxygenase-derived eicosanoids protect against myocardial ischemia/reperfusion injury via activation of neuronal TRPV1 [J]. FASEB J, 2007, 21 (11): 2695-2703.

[88] Tjen-A-Looi SC, Fu LW, Zhou W, et al. Role of unmyelinated fibers in electroacupuncture cardiovascular responses [J]. Auton Neurosci, 2005, 118 (1-2): 43-50.

[89] Yokoyama O, Yusup A, Oyama N, et al. Improvement of bladder storage function by alpha1-blocker depends on the suppression of C-fiber afferent activity in rats [J]. Neurourol Urodyn, 2006, 25 (5): 461-467.

[90] Chuaychoo B, Lee MG, Kollarik M, et al. Evidence for both adenosine A1 and A2A receptors activating single vagal sensory C-fibres in guinea pig lungs [J]. J Physiol, 2006, 575 (Pt 2): 481-490.

[91] Hui KK, Nixon EE, Vangel MG, et al. Characterization of the " deqi" response in acupuncture [J]. BMC Complement Altern Med, 2007, 7: 33.

[92] Yang J, Yang MX, Zeng F, et al. Visualized characterization for cerebral response of acupuncture deqi: paradox underway [J]. Evid Based Complement Alternat Med, 2013,

（17）：894750. doi：10. 1155/2013/894750.

［93］Shi GX, Yang XM, Liu CZ, et al. Factors contributing to therapeutic effects evaluated in acupuncture clinical trials ［J］. Trials, 2012, 13：42. doi：10. 1186/1745-6215-13-42.

［94］李永明. 关于肥大细胞与经穴现象的 "宋氏理论" 及研究方向 ［J］. 中国针灸, 2016, 1-9.

［95］Brown GL, Holmes O. The effects of activity on mammalian nerve fibres of low conduction velocity ［J］. Proc R Soc Lond B Biol Sci, 1956, 144 （918）：1-14.

［96］Shehab SA, Al-Marashda K, Al-Zahmi A, et al. Unmyelinated primary afferents from adjacent spinal nerves intermingle in the spinal dorsal horn：a possible mechanism contributing to neuropathic pain ［J］. Brain Res, 2008, 7 （1208）：111-119. doi：10. 1016/j. brainres. 2008. 02. 089.

［97］Ling LJ, Honda T, Shimada Y, et al. Central projection of unmyelinated （C）primary afferent fibers from gastrocnemius muscle in the guinea pig ［J］. J Comp Neurol, 2003, 461 （2）：140-150.

［98］Weidner C, Schmelz M, Schmidt R, et al. Functional attributes discriminating mechano-insensitive and mechano-responsive C nociceptors in human skin ［J］. J Neurosci, 1999, 19 （22）：10184-10190.

［99］Ørstavik K, Weidner C, Schmidt R. Pathological C-fibres in patients with a chronic painful condition ［J］. Brain, 2003, 126 （Pt 3）：567-578.

［100］Sessle BJ, Hu JW, Amano N, et al. Convergence of cutaneous, tooth pulp, visceral, neck and muscle afferents onto nociceptive and non-nociceptive neurones in trigeminal subnucleus caudalis （medullary dorsal horn）and its implications for referred pain ［J］. Pain, 1986, 27 （2）：219-235.

［101］Luz LL, Fernandes EC, Sivado M. Monosynaptic convergence of somatic and visceral C-fiber afferents on projection and local circuit neurons in lamina I：a substrate for referred pain ［J］. Pain, 2015, 156 （10）：2042-2051. doi：10. 1097/j. pain. 0000000000000267.

［102］Coderre TJ, Melzack R. Cutaneous hyperalgesia：contributions of the peripheral and central nervous systems to the increase in pain sensitivity after injury ［J］. Brain Res, 1987, 404 （1-2）：95-106.

［103］Katz J, Melzack R. Pain 'memories' in phantom limbs：review and clinical observations ［J］. Pain, 1990, 43 （3）：319-336.

［104］Benyon RC. The human skin mast cell ［J］. Clin Exp Allergy, 1989, 19 （4）：375-387.

[105] Hunt SP, Mantyh PW. The molecular dynamics of pain control [J]. Nat Rev Neurosci, 2001, 2: 83-91.

[106] Julius D, Basbaum AI. Molecular mechanisms of nociception [J]. Nature, 2001, 413: 203-210.

[107] Zylka MJ, Rice FL, Anderson DJ. Topographically distinct epidermal nociceptive circuits revealed by axonal tracers targeted to Mrgprd [J]. Neuron, 2005, 45: 17-25.

[108] Schmelz M, Schmidt R, Weidner C, et al. Chemical response pattern of different classes of C-nociceptors to pruritogens and algogens [J]. J Neurophysiol, 2003, 89 (5): 2441-2448.

[109] Robert S. Fascial plasticity—a new neurobiological explanation: Part 1 [J]. Journal of Bodywork and Movement Therapies. 2003, 7 (1): 11-9. doi: 10. 1016/S1360-8592 (02) 00067-0.

[110] Matsuda T, Kubo A, Taguchi T, et al. ATP decreases mechanical sensitivity of muscle thin-fiber afferents in rats [J]. Neurosci Res, 2015, 97: 36-44. doi: 10. 1016/j. neures. 2015. 04. 001.

[111] Nagi SS, Mahns DA. C-tactile fibers contribute to cutaneous allodynia after eccentric exercise [J]. J Pain, 2013, 14 (5): 538-548. doi: 10. 1016/j. jpain. 2013. 01. 009

[112] Kubo A, Koyama M, Tamura R, et al. Absence of mechanical hyperalgesia after exercise (delayed onset muscle soreness) in neonatally capsaicin-treated rats [J]. Neurosci Res, 2012, 73 (1): 56-60. doi: 10. 1016/j. neures. 2012. 02. 005.

[113] Jimenez-Andrade JM, Bloom AP, Mantyh WG, et al. Capsaicin-sensitive sensory nerve fibers contribute to the generation and maintenance of skeletal fracture pain [J]. Neuroscience, 2009, 162 (4): 1244-1254. doi: 10. 1016/j. neuroscience. 2009. 05. 065.

[114] Ivanusic JJ, Mahns DA, Sahai V, et al. Absence of large-diameter sensory fibres in a nerve to the cat humerus [J]. J Anat, 2006, 208 (2): 251-255.

[115] Scotland RS, Chauhan S, Davis C, et al. Vanilloid receptor TRPV1, sensory C-fibers, and vascular autoregulation: a novel mechanism involved in myogenic constriction [J]. Circ Res, 2004, 95 (10): 1027-1034.

[116] Siqueira R, Leal-Cardoso J, Couture R, et al. Role of capsaicin-sensitive sensory nerves in mediation of the cardiovascular effects of the essential oil of croton zehntneri leaves in anaesthetized rats [J]. Clin Exp Pharmacol Physiol, 2006, 33 (3): 238-247.

[117] Xie H, Ray PE, Short BL. Role of sensory C fibers in hypoxia/ reoxygenation-impaired

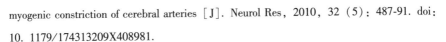

myogenic constriction of cerebral arteries ［J］. Neurol Res, 2010, 32 (5): 487-91. doi:
10. 1179/174313209X408981.

［118］ Scotland RS, Chauhan S, Davis C, et al. Vanilloid receptor TRPV1, sensory C-fibers,
and vascular autoregulation: a novel mechanism involved in myogenic constriction ［J］.
Circ Res, 2004, 95 (10): 1027-34.

［119］ Ahluwalia A, Vallance P. Interaction between sympathetic and sensory nerves in rat small
arteries: involvement of nitric oxide ［J］. Am J Physiol, 1996, 271 (3 Pt 2): H969-76.

［120］ Clozel JP, Pisarri TE, Coleridge HM, et al. Reflex coronary vasodilation evoked by chem-
ical stimulation of cardiac afferent vagal C fibres in dogs ［J］. J Physiol, 1990, 428:
215-232.

［121］ Ordway GA, Pitetti KH. Stimulation of pulmonary C fibres decreases coronary arterial re-
sistance in dogs ［J］. J Physiol, 1986, 371: 277-288.

［122］ Turner MJ, Kawada T, Shimizu S, et al. Sustained reduction in blood pressure from elec-
trical activation of the baroreflex is mediated via the central pathway of unmyelinated barore-
ceptors ［J］. Life Sci, 2014, 106 (1-2): 40-49. doi: 10. 1016/j. lfs. 2014. 04. 016.

［123］ Ross JL, Queme LF, Shank AT, et al. Sensitization of group III and IV muscle afferents
in the mouse after ischemia and reperfusion injury ［J］. J Pain, 2014, 15 (12): 1257-
1270. doi: 10. 1016/j. jpain. 2014. 09. 003.

［124］ Queme LF, Ross JL, Lu P, et al. Dual Modulation of Nociception and Cardiovascular Re-
flexes during Peripheral Ischemia through P2Y1 Receptor-Dependent Sensitization of Muscle
Afferents ［J］. J Neurosci, 2016, 36 (1): 19-30. doi: 10. 1523/JNEUROSCI. 2856-
15. 2016.

［125］ 黄龙祥. 经脉理论还原与重构大纲 ［M］. 北京: 人民卫生出版社, 2016: 112.

［126］ 黄龙祥. 经脉理论还原与重构大纲 ［M］. 北京: 人民卫生出版社, 2016: 109, 365.

［127］ Kato S, Takikawa M, Ishihara S, et al. Pathologic reappraisal of wallenberg syndrome: a
pathologic distribution study and analysis of literature ［J］. Yonago Acta Med, 2014, 57
(1): 1-14.

［128］ Chandler MJ, Hobbs SF, Bolser DC, et al. Effects of vagal afferent stimulation on cervical
spinothalamic tract neurons in monkeys ［J］. Pain, 1991, 44 (1): 81-87.

［129］ Chandler MJ, Zhang J, Qin C, et al. Spinal inhibitory effects of cardiopulmonary afferent
inputs in monkeys: neuronal processing in high cervical segments ［J］. J Neurophysiol,
2002, 87 (3): 1290-1302.

第6章

C 神经网络的特点

解剖结构决定功能，功能是解剖结构的表现。C 神经网络是一个信息收集、整合和传导的体系，是人体平衡、修复功能的信号传入系统。这个系统的功能是由它独特的解剖结构决定的。

第 1 节　C 神经网络收集信息的广泛性

C 神经网络收集信息的广泛性是由它的解剖特征决定的，包括以下三方面的特点。

一、感受器根须状结构

感受器呈根须状结构，能够感受很大范围的信号（图 5-1）。与有被囊的感受器相比，C 神经感受器能够接受信息的范围大得多。

二、宽谱型、多亚型感受器

C 神经感受器亚型很多，并且是宽谱感受器，因此能够感受多种理化信号，包括：生理和病理情况下 pH 值、CO_2、代谢产物的变化，组织损伤释放的炎症介质、生长因子、组胺等化学物质，缺血，以及针灸时的机械、温度刺激等。

三、C 神经纤维感受器分布的广泛性

全身所有的活组织，无论是内脏，还是躯干、四肢，无论是神经系统，还

是非神经系统，都广泛分布 C 神经纤维感受器。C 神经纤维并不是平均分布于所有的组织，有些组织分布密集，有些组织分布稀少；并且不同组织分布 C 神经纤维的亚型也可能不同。所以不同组织对信息感受的敏感性会有不同，并且对不同理化刺激的感受具有相对选择性。感受器分布的差异性，决定了对刺激选择与敏感性的差异，这是确定穴位的解剖基础。

第2节　C 神经网络传导信息的迷漫性与复杂性

一、C 神经感受器可以将信号传到多个脑功能区

C 神经纤维通路有多个分支到达脑干（延髓、脑桥、中脑）[1]、丘脑、下丘脑、杏仁核、边缘系统、大脑感觉中枢、脑岛[2] 等很多关键的神经功能区。传入 C 神经可以通过分支到达几个功能中枢。在大鼠脑白质中，约有 1/3 是 C 神经纤维[3]。C 神经纤维通路是一种弥散、弥漫性通路。

二、雷马克束内的 C 神经纤维的异质性

同一雷马克束内的 C 神经纤维来自不同部位，属于不同的亚型。不同部位、不同亚型的 C 神经纤维可能通往不同的中枢功能区，从而产生不同的功能效应。不同 C 神经纤维在雷马克束内可以互相传导电冲动。结果就是，一根 C 神经纤维可以激活多根 C 神经纤维通达的功能区，一种 C 神经传入纤维可以激活多种亚型的 C 神经纤维到达的中枢功能区[4-5]。这使 C 神经通路传入的信息更加弥散。

三、同区雷马克束内的 C 神经纤维之间的邻接联系

在同一区域，在同一雷马克束内的 C 神经纤维有的来自肢体远端，有的来自肢体近端。因为它们之间可以互通信号，所以远端和近端构成功能联系。比如，合谷穴治疗网球肘就是基于这种功能联系。

四、不同区域的 C 神经纤维之间的邻接联系

（一）四肢和内脏的 C 神经纤维通路之间的邻接联系

上肢臂丛神经中进入 C_7、C_8、T_1、T_2 脊髓节段的传入 C 神经纤维进入脊髓后，部分纤维向下行 2~3 脊髓节段；心、肺交感传入 C 神经纤维进入 $T_{2~5}$ 脊髓节段，部分纤维向上绕行 2~3 脊髓节段。这样上下绕行的结果，就是臂丛神经与心肺的传入 C 神经纤维构成邻接联系。这种联系构成了上肢穴位治疗心肺疾病的解剖基础。

下肢腰骶丛神经进入 $L_{1~5}$、$S_{1~4}$，进入脊髓后上行或下行 2~3 脊髓节段。腹腔内脏传入 C 神经纤维经过交感或副交感内脏神经进入腰骶脊髓，上行或下行 2~3 脊髓节段。来自下肢与来自内脏的传入 C 神经纤维在脊髓后脚或在上下绕行的过程中构成邻接联系。这种联系构成了下肢穴位治疗腹腔、盆腔内脏疾病的解剖基础。

（二）四肢与颈部、躯干部传入 C 神经纤维之间的邻接联系

上肢臂丛神经与颈部脊神经传入 C 神经纤维在脊髓后脚附近构成邻接联系。

上肢臂丛神经与胸部脊神经前、后支的传入 C 神经纤维在脊髓内绕行过程中构成邻接联系。

下肢腰骶丛神经与腰骶部、生殖器附近的传入 C 神经纤维在脊髓后脚附近构成邻接联系。

（三）面部与全身其他部位传入 C 神经纤维之间的邻接联系

三叉神经丘脑束在脊髓内下行、上行过程中与上行的侧脊髓丘脑束构成邻接联系，从而构成了面部与上肢、躯干、下肢、内脏的功能联系。

（四）躯干与内脏的传入 C 神经纤维通路之间的邻接联系

躯干前、后壁的传入 C 神经纤维与内脏的交感、副交感传入 C 神经纤维在脊髓后脚附近构成邻接联系。这是胸壁、腹壁、背、腰、骶部穴位治疗内脏疾病的解剖基础。

五、C 神经纤维分支到多个脊髓神经节段

C 神经纤维在上行过程中有分支到多个脊髓神经节段，从而与多个脊髓节

段发生信号联系[6]。这使 C 神经传入通路的信号联系更加复杂。

第3节　C 神经网络信号的情感性

与其他神经信号形成鲜明对比的是，C 神经网络的信号通往边缘系统，产生喜欢或难过的感受，包括冷、热、痒、痛、重、愉快、兴奋等感觉。A-δ 神经纤维传导锐痛、冷、热的感觉，类似于 C 神经通路的信号。其他的传入纤维通路，包括 A-α、A-β 都不会产生情感的变化。

情感性是疼痛的三维之一。情感维的解剖基础是杏仁核和前扣带皮层。杏仁核被公认为是大脑主管恐惧的核心。机体受伤后，杏仁核神经元发生长时程强化，后者是建立和强化恐惧记忆所必需的过程。前扣带皮层是位于边缘和大脑皮层之间的结构，整合情绪和认知，可以影响杏仁核依赖性学习，与疼痛的记忆形成和唤醒有关。伤害性 C 神经网络信号传到杏仁核，产生难受、不舒服的感觉；轻触觉 C 神经网络将信号传到脑岛和前额脑区底部，产生愉快的感觉。

疼痛的情感维是由 C 神经网络连通到情感功能中枢的解剖结构决定的。

第4节　C 神经网络的判断鉴别性

疼痛具有判断鉴别性，可以由 A-δ 和 C 神经通路传入到体感皮层，从而感觉到疼痛的存在。C 神经网络与 A-δ 神经通路不同，其传入网络具有弥漫性、速度慢的特点，所以其疼痛的定位不准确。而 A-δ 神经具有髓鞘，信号不会弥散，具有定位准确、传导迅速的特点。

疼痛定位是由信号到达体感皮层的小人的部位决定的。C 神经网络的弥漫性传导特点，使其信号传入后产生的疼痛定位不准确，呈现出弥散的特点。C神经网络的信号在来源于不同组织的 C 神经纤维之间传导，使这些信号先后到达体感中枢小人的不同部位，从而产生循经感传现象。牵涉痛是循经感传现象。

参 考 文 献

［1］Parry DM, Macmillan FM, Koutsikou S, et al. Separation of A- versus C-nociceptive inputs into spinal~brainstem circuits ［J］. Neuroscience, 2008, 152（4）: 1076-1085. doi: 10. 1016/j. neuroscience. 2008. 01. 018.

［2］Olausson HW, Cole J, Vallbo A, et al. Unmyelinated tactile afferents have opposite effects on insular and somatosensory cortical processing ［J］. Neurosci Lett, 2008, 436（2）: 128-132. doi: 10. 1016/j. neulet. 2008. 03. 015.

［3］Li C, Yang S, Zhang W, et al. Unbiased stereological quantification of unmyelinated fibers in the rat brain white matter ［J］. Neurosci Lett, 2008, 437（1）: 38-41. doi: 10. 1016/j. neulet. 2008. 03. 080.

［4］Murinson BB, Hoffman PN, Banihashemi MR. C-fiber（Remak）bundles contain both isolectin B4-binding and calcitonin gene-related peptide-positive axons ［J］. J Comp Neurol, 2005, 484（4）: 392-402.

［5］Shehab SA, Al-Marashda K, Al-Zahmi A. Unmyelinated primary afferents from adjacent spinal nerves intermingle in the spinal dorsal horn: a possible mechanism contributing to neuropathic pain ［J］. Brain Res, 2008, 1208: 111-119. doi: 10. 1016/j. brainres. 2008. 02. 089.

［6］Ling LJ, Honda T, Shimada Y, et al. Central projection of unmyelinated（C）primary afferent fibers from gastrocnemius muscle in the guinea pig ［J］. J Comp Neurol, 2003, 461（2）: 140-150.

第7章

C 神经网络模型

前面已经讨论了针至病所针灸理论模型，经络的树状模型和环状模型。其中从针至病所的模型转到经络模型是彻底的、成功的；从树状模型转到环状模型是失败的。当发现 C 神经网络是经络的解剖基础的时候，以它为基础构建经络模型就是顺理成章的事情。本章关于解剖部分的内容参考解剖教材[1-2]，关于穴位的定位及功能参考《针灸腧穴通考》[3]。

C 神经网络模型是在痛症临床实践的基础上，从功能联系解剖（以《黄帝内经》为基础），从解剖联系功能（以现代神经科学的新进展为基础），从两个不同的视角进行研究而提出的经络模型。

经络的功能就是联络机体各部分，是一个信息联络系统，这点是没有争议的。显然，循环无端的结构不符合信息系统的特点。树状结构符合信息收集或传出系统的特点。针灸实践是通过输入信息（针刺、艾灸、拔罐、点穴、按摩等方式）治疗疾病，因此经络主要是信息传入系统。当然，信息传出系统也包括在经络系统内，所谓经气出入就是信息的传出和传入。信息的传入是为了调节信息的传出。针或灸，穴位的选择，针刺方向和深浅，针刺手法的操作，都是为了通过输入信息而调整信息的传出，达到治疗的目的。几千年的针灸实践都是从治疗的效应反馈来总结治疗方法（黑箱方法）。经络就是用来解释治疗效应的理论。

正是因为传统经络理论是用黑箱方法研究，从功能到解剖的认识路线推测出来的，使得经络解剖一直没有证实。当我们已经有精确解剖知识，从解剖到功能进行认识，并与从功能到解剖认识的方法结合起来，就有可能得到更清晰的图景，发现谬误，整合功能与解剖，使经络理论能够在实践的基础上修正错误，继续发展。

第 1 节　脑主神明，是五脏六腑之大主

脑是机体接收、处理、贮存、传出信息的中心。脑中有很多功能区，人类对这些功能区的认识正在快速加深、拓宽。有一点是确定无疑的，那就是：脑是人体的信息接收、处理、传出中心，是人体信息系统的核心。称脑为机体的主宰是贴切的。"心为五脏六腑之大主""心主神明"，心的这一功能实际上属于脑。

第 2 节　传入 C 神经网络纲要

人体有 31 对脊神经，8 对颈神经，12 对胸神经，5 对腰神经，5 对骶神经，1 对尾神经。脊神经是混合神经，含有运动、感觉和自主神经纤维。传入 C 神经纤维包括躯体感觉和内脏感觉传入 C 神经纤维。内脏的传入神经有迷走神经传入 C 神经纤维，交感神经传入 C 神经纤维，副交感神经传入 C 神经纤维。注意，传入 C 神经只是感觉神经中的一类。传入 C 神经网络包括以下 13 个部分。

一、三叉神经传入 C 神经网络

（一）额支传入 C 神经纤维

分布在前额、角膜、眼球上半部、鼻腔后表面、鼻腔与额窦黏膜的传入 C 神经纤维，按照雷马克束的形式排列、汇集，进入三叉神经额支，从眶上裂进入颅内。

（二）上颌支传入 C 神经纤维

分布在鼻侧面、上齿、硬腭、上颊、鼻和嘴顶部的黏膜的传入 C 神经纤维，按照雷马克束的形式排列、汇集，进入三叉神经上颌支，从圆孔进入颅内。

（三）下颌支传入 C 神经纤维

分布在下颌、下齿、后颊、颞部、外耳、前 2/3 的舌头、口腔的底部的传

入 C 神经纤维，按照雷马克束的形式排列、汇集，进入三叉神经下颌支，从卵圆孔进入颅内。

（四）耳后传入 C 神经纤维

一部分分布在外耳后、外耳道皮肤的传入 C 神经纤维进入面神经，进入颅内后，进入脊髓三叉核，通过三叉神经系统到达丘脑。

三叉神经的 3 支都支配硬脑膜，都到达三叉神经节，然后进入脑干。进入脑干后不是直接上行到达下丘脑，而是向下绕行到达颈髓，在此过程中分别在脑桥、延髓、颈髓，交叉到对侧，然后沿着腹侧三叉丘脑束上行（见图 5-7）。部分三叉神经纤维与脊髓丘脑束的纤维因为解剖邻近而构成邻接联系。

三叉神经丘脑束在丘脑以突触与三级 C 神经元连接。后者到达体感中枢的面部。

二、颈脊神经传入 C 神经网络

（一）头部传入 C 神经网络

分布在头部的皮肤（不包括三叉神经支配的头面部组织）、皮下组织、筋膜、骨等组织的传入 C 神经纤维进入 $C_{1~3}$ 脊神经后支。

（二）颈丛传入 C 神经网络

分布在颈前部皮肤、皮下组织、筋膜、骨、肌肉、血管、关节囊、关节韧带等组织的传入 C 神经纤维进入 $C_{1~4}$ 脊神经前支。

（三）项部传入 C 神经网络

分布在项部的皮肤、皮下组织、筋膜、骨、肌肉、血管、关节囊、关节韧带等组织的传入 C 神经纤维进入 $C_{1~8}$ 脊神经后支。

胸、腰、骶部都有背俞穴，为何颈部没有背俞穴？因为背俞穴是从功能观察脊柱两侧组织与内脏的关联而确定的。胸、腰、骶部都有内脏传入 C 神经纤维，它们与脊神经的前支和后支在脊髓后脚附近构成邻接联系。这样，背俞穴就可以治疗内脏疾病。但颈部没有内脏，当然也没有与胸、腰、骶部类似的内脏传入 C 神经与躯体 C 神经纤维的邻近连接，所以颈部没有背俞穴。

（四）臂丛传入 C 神经网络

肩部、上臂、前臂、腕部、手的皮肤、皮下组织、筋膜、肌肉、骨骼、关节囊、血管、腺体，以及背部的菱形肌、背阔肌的传入 C 神经纤维进入臂丛神经，进入 $C_{5\sim8}$ 以及 $T_{1\sim2}$ 脊髓节段。臂丛解剖很特别，分为根、干、分支、索、终支（图 7-1）。这种分分合合的解剖结构，使得到达不同脊髓节段的传入 C 神经纤维在循行过程中有机会互相接近。有髓鞘的神经因为具有良好的绝缘性能，其信号不会在不同纤维之间播散，从而保证信号精确传递。只有传入 C 神经纤维没有髓鞘，因此走行过程中有可能因为部位邻近构成邻接联系。臂丛神经传入 C 神经纤维进入脊髓后，上行或下行 2~3 脊髓节段，大部分交叉到对侧，小部分在同侧，与二级 C 神经元以突触联系，进入侧脊髓丘脑束，到达丘脑。沿途有多个分支分布到脑干功能区。在丘脑与三级 C 神经纤维以突触连接，后者到达体感皮层、边缘区、前额叶区等。

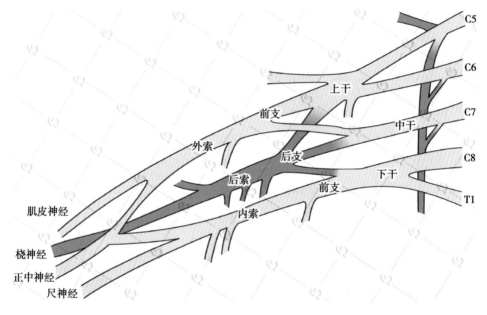

图 7-1　臂丛神经示意图

臂丛神经分为根、干、分支、索、终支。来自终末神经的传入 C 神经性
纤维在往脊髓循行过程中，可能与邻近的传入 C 神经纤维构成邻接联系

三、内脏交感传入 C 神经网络

胸、腹、盆腔的内脏，包括心、肺、肝、胆、胃、胰、脾、肾、肾上腺、结肠、小肠、膀胱、子宫、前列腺、外阴，分布着很多传入 C 神经纤维，它们既不是交感，也不是副交感神经纤维（后者属于传出神经）。这些传入 C 神经

纤维起于胸、腹、盆腔内脏、血管、腺体，沿着交感神经（走行方向与交感神经纤维相反）移行，到达交感神经节，进入内脏神经；沿着内脏神经移行，到达交感干；通过白交通支到脊神经前支，然后进入脊神经，与来自胸腔、腹腔、盆腔的前、后壁的传入 C 神经一起进入脊髓后脚。因为这些传入 C 神经进入交感神经，因此，称为内脏交感传入 C 神经纤维。将来源于非内脏的传入 C 神经纤维称为躯体传入 C 神经纤维，来源于迷走神经的传入 C 神经纤维称为迷走传入 C 神经纤维。内脏传入 C 神经进入脊髓后脚后，上行或者下行 2~3 个脊髓节段，交叉到对侧或同侧，沿着侧脊髓丘脑束上行至丘脑，途中有多个分支到达脑干功能区。在丘脑与三级 C 神经纤维以突触连接，后者到达体感皮层、边缘区、前额叶区等。

四、内脏副交感传入 C 神经网络

盆腔器官组织，不与腹膜接触的称为"盆腔痛线"以下，包括膀胱、降结肠后半部、乙状结肠、肛门、前阴的传入 C 神经纤维，沿着副交感神经上行进入 $S_{2~4}$ 脊髓，上行或下行 2~3 脊髓节段后，大部分交叉到对侧，小部分在同侧，与二级 C 神经元以突触连接，沿着侧脊髓丘脑束上行到达丘脑，途中有多个分支到达脑干功能区。在丘脑与三级 C 神经纤维以突触连接，后者到达体感皮层、边缘区、前额叶区等。

五、胸前、侧壁传入 C 神经网络

分布于胸骨、胸前部的皮肤、皮下组织传入 C 神经纤维，汇集进入肋间神经前皮神经支；胸侧面的皮肤、皮下组织传入 C 神经纤维，汇集进入侧皮神经支；筋膜、肋间肌肉、肋骨、胸膜的 C 神经纤维汇集入肌支。这三支神经的传入 C 神经纤维都进入肋间神经，进入胸神经前支，然后进入脊髓。部分来自臂丛的传入 C 神经纤维进入 $T_{1~2}$ 脊神经前支。它们进入脊髓后，上行或下行 2~3 脊髓节段后，大部分交叉到对侧，小部分在同侧，与二级 C 神经元以突触连接，沿着侧脊髓丘脑束上行到达丘脑，途中有多个分支到达脑干功能区。在丘脑与三级 C 神经纤维以突触连接，后者到达体感皮层、边缘区、前额叶区等。

$T_{1~2}$ 肋间神经循行于肋骨内表面；$T_{3~6}$ 的脊神经前支沿着肋骨下缘循行；分布于腹壁皮肤、皮下组织、筋膜、肌肉的 C 神经纤维汇集于 $T_{7~11}$ 肋间神经。

六、背部传入 C 神经网络

分布于胸背部的皮肤、皮下组织、背内部肌肉、筋膜、骨、关节的传入 C 神经纤维，汇集入脊神经后支，然后进入脊髓。它们进入脊髓，上行或下行 2~3 脊髓节段后，大部分交叉到对侧，小部分在同侧，与二级 C 神经元以突触连接，沿着侧脊髓丘脑束上行到达丘脑，途中有多个分支到达脑干功能区。在丘脑与三级 C 神经纤维以突触连接，后者到达体感皮层、边缘区、前额叶区等。

七、腰丛神经传入 C 神经网络

（一）髋部外侧

髋外侧部皮肤、腹股沟韧带以上皮肤（少腹部）、腹横肌、腹直肌、腹外斜肌、腹内斜肌的传入 C 神经纤维汇集入髂腹下神经（T_{12}~L_1 脊髓节段），进入腰丛神经。

（二）腹股沟区

耻骨联合上皮肤、大阴唇或阴囊的皮肤、提睾肌的传入 C 神经纤维汇集入髂腹股沟神经（腰 1 脊髓节段），进入腰丛神经。腹股沟韧带以下皮肤、男性精索和阴囊皮肤、女性大阴唇皮肤传入 C 神经纤维汇集入生殖股神经（$L_{1~2}$脊髓节段），进入腰丛神经。

（三）大腿前侧

大腿前侧皮肤传入 C 神经纤维汇集入外侧皮股神经，进入腰丛神经。

（四）大腿内侧

内侧、远端大腿皮肤，闭孔外肌、内收长肌、内收短肌、内收大肌、耻骨肌、股薄肌的传入 C 神经纤维汇集入闭孔神经，进入腰丛神经。

（五）足后、小腿后侧、大腿前侧

足后、小腿后侧、大腿前侧的皮肤，髂腰肌、耻骨肌、缝匠肌、股四头肌的传入 C 神经纤维汇集入股神经，进入腰丛神经。

腰丛神经传入 C 神经纤维进入 $L_{1~4}$ 的脊神经前根，部分进入 L_{12}脊神经前根，从脊髓后角进入脊髓。它们进入脊髓后，上行或下行 2~3 脊髓节段后，大部分交叉到对侧，小部分在同侧，与二级 C 神经元以突触连接，沿着侧脊髓丘脑束上行到达丘脑，途中有多个分支到达脑干功能区。在丘脑与三级 C 神经纤维以突触连接，后者到达体感皮层、边缘区、前额叶区等。

八、腰部传入 C 神经网络

腰部多裂肌、骶棘肌、臀部上部皮肤的传入 C 神经纤维汇集入腰脊神经后根，从脊髓后角进入脊髓。它们进入脊髓后，上行或下行 2~3 脊髓节段后，大部分交叉到对侧，小部分在同侧，与二级 C 神经元以突触连接，沿着侧脊髓丘脑束上行到达丘脑，途中有多个分支到达脑干功能区。在丘脑与三级 C 神经纤维以突触连接，后者到达体感皮层、边缘区、前额叶区等。

九、骶丛神经传入 C 神经网络

臀大肌、臀中肌、臀小肌、梨状肌、闭孔内肌、上孖肌、下孖肌、股方肌、半腱肌、半膜肌、股二头肌、腓长肌、腓短肌、大部分脚部的肌肉、皮肤、皮下组织、筋膜、血管、骨、关节的传入 C 神经纤维汇集入坐骨神经、阴部神经、臀上神经、臀下神经。它们进入脊髓后，上行或下行 2~3 脊髓节段后，大部分交叉到对侧，小部分在同侧，与二级 C 神经元以突触连接，沿着侧脊髓丘脑束上行到达丘脑，途中有多个分支到达脑干功能区。在丘脑与三级 C 神经纤维以突触连接，后者到达体感皮层、边缘区、前额叶区等。

十、骶部脊神经传入 C 神经网络

骶部后面、臀部内侧的皮肤和多裂肌的传入 C 神经纤维汇集入骶部脊神经后支，与骶丛神经、骶部内脏神经一起通过骶髓进入脊髓。它们进入脊髓后，上行或下行 2~3 脊髓节段后，大部分交叉到对侧，小部分在同侧，与二级 C 神经元以突触连接，沿着侧脊髓丘脑束上行到达丘脑，途中有多个分支到达脑干功能区。在丘脑与三级 C 神经纤维以突触连接，后者到达体感皮层、边缘区、前额叶区等。

十一、尾部的传入 C 神经网络

分布于尾肌、部分肛提肌、骶尾关节、尾骨尖与肛门之间的小块皮肤的传入 C 神经纤维汇集入尾丛神经，从尾髓后脚进入脊髓。它们进入脊髓，上行

2~3 脊髓节段后，大部分交叉到对侧，小部分在同侧，与二级 C 神经元以突触连接，沿着侧脊髓丘脑束上行到达丘脑，途中有多个分支到达脑干功能区。在丘脑与三级 C 神经纤维以突触连接，后者到达体感皮层、边缘区、前额叶区等。

十二、迷走神经传入 C 神经纤维网络

迷走神经是第 10 对脑神经，分布到面、颈部、胸腔、腹腔。迷走神经左右各一根，包括传入（感觉）和传出（运动）部分。其中传入神经纤维占 80%~90%，分为普通体感传入、普通内脏传入神经纤维。

（一）颅后窝

颅后窝的硬脑膜传入 C 神经纤维，汇集后从颈静脉孔进入迷走神经上干。

（二）耳部

耳郭后面、外耳道、鼓膜的 C 神经纤维汇集到迷走神经耳支和鼓膜支，到达上级节，进入三叉神经脊束核，属于普通体感传入 C 神经纤维。它与面神经和舌咽神经有交通。

（三）颈部

咽部黏膜的传入 C 神经纤维汇集进入咽丛神经。咽丛神经有来自舌咽神经和交感干的传入 C 神经纤维。喉咽、喉上部的传入 C 神经纤维汇集进入内喉返神经，进入迷走神经。声门以上黏膜的传入 C 神经纤维汇集进入上咽神经的内侧支。颈动脉交叉处传入 C 神经纤维汇集成颈动脉间丛，进入喉神经。气管与食管黏膜传入 C 神经纤维汇集入上喉神经与喉返神经交叉处。

（四）胸部

1. 肺脏　左右肺脏的传入 C 神经纤维分别汇集进入左右肺丛，进入左右迷走神经主干。

2. 心脏　心脏的传入 C 神经纤维汇集进入心丛神经，右侧心丛神经进入右侧迷走神经主干，左侧进入喉返神经，然后进入左侧迷走神经主干。

3. 食管　食管传入 C 神经纤维汇集入食管丛，分别进入左右迷走神经主干。

4. 腹腔脏器　胃、小肠、大肠、胰、脾、肾脏等腹腔脏器的 C 神经纤维分别汇集进入胃前、胃后神经，进入食管丛，分别进入左右迷走神经主干。

5. 主动脉体　主动脉体的 C 神经纤维汇集到各自的分支，通往上级节，

进入孤束核，属于普通内脏传入神经纤维。

迷走神经的传入 C 神经纤维在监控内脏的功能状态方面具有非常重要的作用。

第3节 十二正经的 C 神经网络

十二正经是通过观察功能推测出来的，其功能部分是事实，其解剖部分是假说。具体地说，十二正经的走行是功能联系的路线。在寻找经络解剖结构时，不认识到这一点，必然会误入歧途。在构建经络的解剖模型时，核心在于解释经络的远端功能联系。十二正经可以分为以下几部分：

1. 臂丛、腰骶丛神经传入 C 神经网络；

2. 躯干传入 C 神经网络；

3. 内脏交感/副交感传入 C 神经网络；

4. 颈部传入 C 神经网络；

5. 面部传入 C 神经网络；

6. 迷走传入 C 神经网络。

这六部分传入 C 神经网络以及它们之间的邻接联系构成了十二正经的解剖基础。C 神经网络在脊髓和脑内的循行是没有穴位的，因为这部分是经络理论建立时代没有认识到的。但是这部分属于经络信息联系的一部分，因此应该归于经络系统。在未来的医学中，这部分可能作为治疗疾病的靶点。

第4节 C 神经网络模型

本节以黄龙祥著《针灸腧穴通考》[3]为蓝本，因为它对全身的穴位进行了系统的考证，纠正了历史流传中出现的错误，将穴位的功能进行了系统的整理、总结。因此以它为蓝本，就是以自古以来的穴位功能的经验事实为蓝本，从而使经验事实最大限度地整合到 C 神经网络模型中。

一、手太阴经 C 神经网络

（一）手太阴经穴位传入 C 神经纤维脊髓节段
见表 7-1。

表 7-1　手太阴经穴位传入 C 神经纤维脊髓节段

穴名	区域	传入 C 神经纤维脊髓节段	穴名	区域	传入 C 神经纤维脊髓节段
少商	上肢	C_6	尺泽	上肢	$C_{6\sim8}$
鱼际	上肢	C_8、T_1	侠白	上肢	$C_{5\sim7}$
太渊	上肢	C_7、C_8	天府	上肢	$C_{5\sim7}$
经渠	上肢	C_7、C_8	云门	胸壁	$C_{5\sim8}$、T_1
列缺	上肢	C_7、C_8	中府	胸壁	$C_{5\sim8}$、$T_{1\sim2}$
孔最	上肢	C_7、C_8			

（二）纵向经络部分

1. 太阴经治疗咳嗽、气喘穴位　少商、鱼际、太渊、经渠、列缺、孔最、尺泽、侠白、天府传入 C 神经纤维进入 $C_{5\sim8}$、T_1 脊髓节段，进入脊髓后上行或下行 2~3 脊髓节段；肺交感神经传入 C 神经纤维进入 $T_{2\sim4}$ 脊髓节段，进入脊髓后上行或下行 2~3 脊髓节段。这两部分传入 C 神经纤维在脊髓内构成邻接联系。所以上述穴位能够治疗咳嗽、气喘等肺脏病症。

2. 太阴经治疗咽喉肿痛穴位　少商、鱼际、太渊、经渠、孔最、尺泽传入 C 神经纤维进入 $C_{5\sim8}$、T_1 脊髓节段，进入脊髓后上行或下行 2~3 脊髓节段。来自咽喉的 C 神经纤维进入颈髓，进入脊髓后上行或下行 2~3 脊髓节段。这两部分传入 C 神经纤维在脊髓后根附近或脊髓内构成邻接联系，所以上述穴位能够治疗咽喉肿痛。

3. 其他经络治疗肺脏病变的穴位　涌泉、然谷、太溪、大钟、丰隆传入 C 神经纤维进入 $L_{4\sim5}$、$S_{2\sim3}$ 脊髓节段，进入脊髓后上行或下行 2~3 脊髓节段；来自肺脏的 C 神经纤维进入胸髓，进入脊髓后上行或下行 2~3 脊髓节段。这两部分传入 C 神经纤维在侧脊髓丘脑束内构成邻接联系，所以上述穴位能够治疗咳嗽、气喘等肺脏病变。

（三）横向经络部分

背俞穴因为在历史整合中的误解，被归入膀胱经中[4]。事实上，除膀胱经外，肾经、胃经、脾经、胆经、心包经、任脉等在胸部的穴位也能治疗肺脏病症，现将这些穴位整理如下。

1. C$_8$ 脊髓节段穴位　璇玑、俞府、气户、中府、云门、肩中俞治疗肺脏病症。

2. T$_1$ 脊髓节段穴位　华盖、彧中、库房、中府、云门、大杼治疗肺脏病症。

3. T$_2$ 脊髓节段穴位　紫宫、神藏、屋翳、中府、周荣、风门治疗肺脏病症。

4. T$_3$ 脊髓节段穴位　玉堂、灵墟、膺窗、魄户、肺俞、身柱治疗肺脏病症。

5. T$_4$ 脊髓节段穴位　膻中、神封、天池、天溪、辄筋、膏肓、厥阴俞治疗肺脏病症。

6. T$_5$ 脊髓节段穴位　步廊、乳根、神堂、心俞治疗肺脏病症。

7. T$_6$ 脊髓节段穴位　譩譆、灵台治疗肺脏病症。

从中可以看到治疗咳嗽、气喘等肺脏病症在躯干按照脊髓节段横向分布。肋间传入 C 神经纤维（T$_{1~5}$）、肺内脏交感传入 C 神经纤维（T$_{2~4}$）和背部脊神经后支传入 C 神经纤维（T$_{1~6}$）都进入脊神经，从脊髓后脚进入脊髓，在脊髓内上行或下行 2~3 脊髓节段。它们在脊髓后脚或脊髓内构成邻近连接联系。《灵枢·背腧》将肺俞定位在 T$_3$ 水平，它在这三部分传入神经通路脊髓节段的中间，因此相互构成邻接联系的 C 神经纤维多，在肺脏病变时，出现敏化的程度和频率高。胸背部穴位治疗肺脏病症的关键是邻接联系，而不是它们所在的纵向经络所属的脏腑。

横向经络概念由于横向 C 神经网络通路的存在而提出，由它的解剖可以推导出机体横向的功能联系。当以《针灸腧穴通考》为蓝本，筛选躯干所有穴位中能够治疗咳嗽、气喘的穴位时，发现它们在解剖排列上与 C 神经网络惊人的一致性。五输穴由于功能相同而整合成同一条经络，并以此为基础形成了十二正经。同理，这种横向联系完全满足五输穴构成经络的条件。这种功能与解剖高度吻合的横向经络联系，比纵向联系能够更好地解释躯干穴位的功能。比如，肾经、胃经、脾经、胆经、任脉等在胸部的穴位与它们各自脏腑的功能没有密切联系，临床上也不用这些穴位治疗其脏腑的病症。而用横向经络系统，却与临床经验事实高度吻合。目前用胸部的这些穴位治疗肺病，并不像背俞穴那样受到重视，但历史文献确有记载。这提示，运用横向经络整合这些胸部的穴位，有较大的临床运用价值。

二、手阳明经 C 神经网络

（一）手阳明经穴位传入 C 神经纤维脊髓节段
见表 7-2。

表 7-2　手阳明经穴位传入 C 神经纤维脊髓节段

穴名	区域	传入 C 神经纤维脊髓节段	穴名	区域	传入 C 神经纤维脊髓节段
商阳	上肢	C_7	曲池	上肢	$C_{5\sim7}$
二间	上肢	C_7	肘髎	上肢	$C_{5\sim6}$
三间	上肢	C_7	手五里	上肢	$C_{5\sim6}$
合谷	上肢	$C_{7\sim8}$、T_1	臂臑	上肢	$C_{5\sim6}$
阳溪	上肢	$C_{7\sim8}$	肩髃	肩部	$C_{5\sim6}$
偏历	上肢	$C_{7\sim8}$	巨骨	肩部	$C_{4\sim6}$
温溜	上肢	$C_{6\sim7}$	天鼎	颈部	$C_{2\sim5}$
下廉	上肢	$C_{5\sim7}$	扶突	颈部	$C_{2\sim3}$
上廉	上肢	$C_{5\sim7}$	口和髎	面部	三叉神经上颌支
手三里	上肢	$C_{5\text{-}7}$	迎香	面部	三叉神经上颌支

（二）纵向经络部分

1. 手阳明经治疗咽喉肿痛穴位　商阳、二间、三间、合谷、温溜、偏历、手三里、曲池传入 C 神经纤维进入 $C_{5\sim8}$、T_1，进入脊髓，上行或下行 2~3 脊髓节段，大部分交叉到对侧，小部分在同侧，与二级 C 神经元以突触相连接。然后沿着侧脊髓丘脑束上行；分布于鼻、口、齿的三叉神经传入 C 神经纤维，进入丘脑，下行至延髓、$C_{1\sim2}$ 脊髓节段，交叉到对侧，与二级 C 神经元以突触相连接，然后沿着三叉神经丘脑束腹侧上行。这两部分的传入 C 神经纤维在延髓、$C_{1\sim2}$ 脊髓节段构成邻接联系。所以上述穴位能够治疗面部、口、齿的病症。

2. 只有局部治疗作用的穴位　从略。

3. 手阳明经上没有任何一个穴位治疗便秘　便秘是大肠具有特异性的病

症，而在手阳明经上没有任何一个穴位治疗便秘，所以将手阳明经归属于大肠是与临床经验事实不吻合的。这就是说，将手阳明经归属于大肠并没有经验事实的支持。经络与脏腑之间是由 C 神经网络的邻近连接构成的联络关系，不是归属关系。

（三）横向经络系统

大肠主要功能传导糟粕、排泄大便，主要病症为腹痛、腹胀、便秘、肠鸣、泄泻。因为腹腔其他脏器的病变也会引起腹痛、腹胀、泄泻、肠鸣，只有便秘是大肠具有特异性的症状。

1. 治疗便秘

（1）背部穴位：大肠俞、胞肓、膀胱俞、中髎、中膂俞、秩边、下髎传入 C 神经纤维进入 L_4、$S_{2~4}$，在脊髓内上行或下行 2~3 脊髓节段；降结肠后半部、乙状结肠、肛门的传入 C 神经纤维进入盆腔内脏神经丛，然后进入骶神经（$S_{2~4}$）。这两部分传入 C 神经纤维在脊髓后脚附近或脊髓内构成邻接联系。所以，上述穴位可以治疗便秘。

（2）腹部穴位（迷走神经刺法）：肓俞、天枢、大横、中注、商曲、石关、腹哀。横结肠前方由大网膜挂在胃下，后方有横结肠系膜连于腹后壁。与其余的结肠部分不同，横结肠是可以随着胃上下移动的，即"胃实则肠虚，肠实则胃虚"。肓俞、天枢、大横水平排列，针进入腹壁后可以直接刺激横结肠或其附近的肠系膜，刺激迷走神经传入 C 神经纤维，将信号传入到脑功能区，从而传出促进大肠蠕动的信号，促进排便。中注、肓俞、商曲、石关、腹哀纵向排列，上下 3 寸左右，也是横结肠上下移动的范围内，因此，针刺这些穴位也可能刺激到横结肠及其附近的肠系膜，刺激迷走神经，从而治疗便秘。采用这些穴位治疗便秘时，可将针刺至肠系膜或横结肠壁。这是针至病所的刺法。

总结（1）（2），通过直接或间接激活结肠副交感传入 C 神经通路，或迷走传入 C 神经通路，增强结肠蠕动，从而治疗便秘。

2. 治疗腹痛、腹胀、肠鸣、泄泻的穴位　见足阳明经部分。

三、足阳明经 C 神经网络

（一）足阳明经穴位传入 C 神经纤维脊髓节段

见表 7-3。

表 7-3 足阳明经穴位传入 C 神经纤维脊髓节段

穴名	区域	传入 C 神经纤维脊髓节段	穴名	区域	传入 C 神经纤维脊髓节段
厉兑	下肢	L_5	关门	腹部	T_8、T_9；$T_{6\sim9}$（交）；迷
内庭	下肢	L_5	梁门	腹部	T_8；$T_{6\sim9}$（交）；迷
陷谷	下肢	L_5	承满	腹部	T_7、T_8；$T_{6\sim9}$（交）；迷
冲阳	下肢	L_5	不容	腹部	T_7；$T_{6\sim9}$（交）；迷
解溪	下肢	L_5	乳根	胸部	T_5
丰隆	下肢	$L_{4\sim5}$	乳中	胸部	T_4、$C_{7\sim8}$、T_1
下巨虚	下肢	$L_{4\sim5}$	膺窗	胸部	T_3、$C_{7\sim8}$、T_1
上巨虚	下肢	$L_{4\sim5}$	屋翳	胸部	T_2、$C_{5\sim6}$
足三里	下肢	$L_{4\sim5}$	库房	胸部	T_1、$C_{5\sim6}$
梁丘	下肢	$L_{2\sim4}$	气户	胸部	T_1
伏兔	下肢	$L_{2\sim4}$	气舍	颈部	$C_{2\sim3}$
阴市	下肢	$L_{2\sim4}$	水突	颈部	$C_{2\sim3}$
髀关	下肢	$L_{2\sim4}$	人迎	颈部	$C_{2\sim4}$；迷
气冲	腹部	T_{12}、L_1	头维	头部	三叉神经眼支
天枢	腹部	T_{10}；$T_{10\sim2}$（交）；迷	下关	头部	三叉神经上颌支
归来	腹部	$T_{11\sim12}$；$L_{1\sim3}$（交）；迷	颊车	头部	三叉神经下颌支
水道	腹部	T_{11}；$L_{1\sim3}$（交）；迷	大迎	头部	三叉神经下颌支
大巨	腹部	T_{11}；L_{13}（交）；迷	地仓	头部	三叉神经上颌、下颌支
外陵	腹部	$T_{10\sim11}$；$L_{1\sim3}$（交）；迷	巨髎	头部	三叉神经上颌支
滑肉门	腹部	$T_{9\sim0}$；$T_{6\sim9}$；迷	四白	头部	三叉神经上颌支
太乙	腹部	$T_{8\sim9}$；$T_{6\sim9}$（交）；迷	承泣	头部	三叉神经上颌支

注：交：交感传入 C 神经；迷：迷走神经。

（二）纵向经络系统

1. 足阳明经治疗头面部的病症穴位　厉兑、内庭、陷谷、冲阳、解溪传入 C 神经纤维进入腰丛神经（L_5），在脊髓内上行或下行 2~3 脊髓节段，大部分交叉到对侧，小部分在同侧，与二级 C 神经纤维以突触连接，然后沿着侧脊髓丘脑束上行到达丘脑；头面部传入 C 神经进入三叉神经，到达脑桥，下行到延髓、C_2、C_1 脊髓节段，交叉到对侧，与二级 C 神经元以突触连接，然后沿着三叉神经丘脑束腹侧上行到达丘脑。三叉神经通路与侧脊髓丘脑通路在 $C_{1~2}$、延髓构成邻接联系。因此，这些穴位可以治疗头面部的病症。

2. 足阳明经治疗胃肠道病症穴位 丰隆、下巨虚、上巨虚、足三里传入 C 神经纤维进入 $L_{4~5}$，进入脊髓后上行或下行 2~3 脊髓节段。胃交感传入 C 神经通路进入 $T_{5~9}$，大肠、小肠交感传入 C 神经通路进入 $T_{10} \sim L_2$，大肠副交感传入 C 神经纤维进入 $S_{2~4}$。因为这些传入 C 神经纤维进入脊髓后向上或向下绕行 2~3 脊髓节段，大部分交叉到对侧，小部分在同侧，与二级 C 神经元以突触相连接，然后都进入侧脊髓丘脑束。它们可能在脊髓后脚附近或者在脊髓丘脑束内构成邻接联系。因此，丰隆、下巨虚、上巨虚、足三里可以治疗胃肠道病症。

3. 只有局部治疗作用的穴位 从略。

（三）横向经络部分

1. 胸部穴位 乳根、膺窗、屋翳、库房、气户、缺盆传入 C 神经纤维进入 $T_{1~5}$ 肋间神经，进入脊髓后上行或下行 2~3 脊髓节段；肺内脏传入 C 神经纤维进入肺内脏神经（$T_{2~4}$），进入脊髓后上行或下行 2~3 脊髓节段。上述两 C 神经通路在脊髓后脚附近或脊髓内构成邻接关系。因此，上述穴位能够治疗肺脏的病症。这些穴位并不主治胃部的病变，所以归属于胃并没有经验事实依据。

2. 全身治疗腹痛、腹胀、肠鸣、泄泻穴位 《灵枢·本输》曰"大肠、小肠皆属于胃"。因此很难通过书籍记载的主治病症判断穴位治疗的特定脏腑，所以将胃、大肠、小肠放在一起讨论。下面是治疗腹痛、腹胀、肠鸣、泄泻穴位的统计：

（1）$C_{6~7}$ 脊髓节段穴位：温溜。

（2）T_6 脊髓节段穴位：期门。

（3）T_7 脊髓节段穴位：幽门、承满、巨阙、上脘。

（4）T_8 脊髓节段穴位：承满、梁门、阴都、腹通谷、中脘、上脘、关门、太乙、建里。

（5）T_9 脊髓节段穴位：关门、太乙、魂门、滑肉门、商曲、下脘、建里、石关。

（6）T_{10} 脊髓节段穴位：滑肉门、天枢、阳纲、肓俞、商曲、石关、腹哀、外陵、中注、气海、阴交、神阙、水分、大横。

（7）T_{11} 脊髓节段穴位：外陵、大巨、脾俞、意舍、四满、中注、关元、石门、大横、气海、章门、脊中。

（8）T_{12} 脊髓节段穴位：胃俞、胃仓、气穴、大横、腹结、京门。

（9）L_1 脊髓节段穴位：三焦俞、肓门、腹结、府舍、悬枢、冲门、府舍。

（10）L_2 脊髓节段穴位：带脉、梁丘。

（11）L_3 脊髓节段穴位：带脉、梁丘、阴陵泉。

（12）L_4 脊髓节段穴位：中都、交信、大肠俞、丰隆、下巨虚、上巨虚、足三里、梁丘、公孙、商丘、三阴交、漏谷、地机、阴陵泉。

（13）L_5 脊髓节段穴位：关元俞、内庭、陷谷、解溪、承扶、交信、丰隆、下巨虚、上巨虚、足三里、隐白、大都、太白、公孙、三阴交、漏谷、地机、阴陵泉。

（14）S_1 脊髓节段穴位：承山、承扶、大钟、小肠俞、丰隆、下巨虚、上巨虚、足三里。

（15）S_2 脊髓节段穴位：长强、承山、承扶、然谷、涌泉、太溪、复溜、大钟、膀胱俞、胞肓、三阴交、漏谷。

（16）S_3 脊髓节段穴位：然谷、涌泉、太溪、复溜、中膂俞、中髎、秩边、三阴交、漏谷。

（17）S_4 脊髓节段穴位：下髎。

从上面的统计可以看出：

①温溜治疗腹痛、肠鸣：手阳明经上只有温溜治疗腹痛、肠鸣，并且是在发热性疾病中出现的伴随症状，不是温溜的主治功能[3]。所以将手阳明经归属于大肠没有经验事实的支持。

②治疗腹痛、腹胀、肠鸣、泄泻的主要穴位在腹部、背、腰、骶和下肢：按照 C 神经传入纤维的脊髓节段来看，治疗腹痛、腹胀、肠鸣、泄泻的主要穴位分布有两个高峰，一个在 $T_7 \sim L_1$，另一个高峰在 $L_4 \sim S_3$。其中胃的交感传入C 神经通路进入 $T_{5\sim9}$，大肠、小肠的交感传入 C 神经通路进入 $T_{10} \sim L_2$，大肠的

副交感传入 C 神经纤维进入 $S_{2~4}$。因为这些传入 C 神经纤维进入脊髓后向上或向下绕行 2~3 脊髓节段，大部分交叉到对侧，小部分在同侧，与二级 C 神经元以突触相连接，然后都进入侧脊髓丘脑束。它们可能在脊髓后脚附近或者在脊髓丘脑束内构成邻接联系。因此，上述穴位可以治疗腹痛、腹胀、肠鸣、泄泻等胃肠道病症。用 C 神经网络来解释穴位的功能，不会出现名不副实的情况，能很好地整合穴位的经验事实。

四、足太阴经 C 神经网络

（一）足太阴经穴位传入 C 神经纤维脊髓节段

见表 7-4。

表 7-4 足太阴经穴位传入 C 神经纤维脊髓节段

穴名	区域	传入 C 神经纤维脊髓节段	穴名	区域	传入 C 神经纤维脊髓节段
隐白	下肢	L_5	冲门	腹部	L_1
大都	下肢	L_5	府舍	腹部	L_1
太白	下肢	L_5	腹结	腹部	T_{12}、L_1；$T_{10} \sim L_2$（交）；$S_{2~4}$（副）；迷
公孙	下肢	$L_{4~5}$	大横	腹部	$T_{11~12}$；$T_{10} \sim L_2$（交）；$S_{2~4}$（副）；迷
商丘	下肢	L_4	腹哀	腹部	T_{10}
三阴交	下肢	$L_{4~5}$、$S_{2~3}$	食窦	胸部	T_5
漏谷	下肢	$L_{4~5}$、$S_{2~3}$	天溪	胸部	T_4
地机	下肢	$L_{4~5}$	胸乡	胸部	T_3
阴陵泉	下肢	$L_{3~5}$	周荣	胸部	T_2
血海	下肢	$L_{2~4}$	大包	胸部	T_6
箕门	下肢	$L_{2~4}$			

注：交：交感传入 C 神经；副：副交感传入 C 神经；迷：迷走传入 C 神经。

（二）纵向经络系统

足太阴经治疗脾胃的病症穴位　隐白、太白、公孙、商丘、三阴交、漏谷、地机、阴陵泉的传入C神经纤维进入腰丛（$L_{4~5}$），上行或下行2~3脊髓节段。中医的脾与现代医学解剖上的脾脏不是一回事，中医的脾脏包括小肠的消化、吸收功能，其交感传入C神经进入脊神经（$T_{10}~L_2$），在脊髓内上行或下行2~3脊髓节段。两者在或脊髓内上行或下行过程中构成邻接关系。因此这些穴位能够治疗脾胃的病症。

（三）脾脏横向经络系统

腹痛、腹胀、肠鸣、泄泻等病症的治疗见大肠C神经网络解析部分。

五、手少阴经C神经网络

（一）手少阴经穴位传入C神经纤维脊髓节段

见表7-5。

表7-5　手少阴经穴位传入C神经纤维脊髓节段

穴名	区域	传入C神经纤维脊髓节段	穴名	区域	传入C神经纤维脊髓节段
少冲	上肢	C_8、T_1	灵道	上肢	$C_{7~8}$、T_1
少府	上肢	C_8、T_1	少海	上肢	$C_{6~8}$、T_1
神门	上肢	$C_{7~8}$、T_1	青灵	上肢	$C_{5~6}$
阴郄	上肢	$C_{7~8}$、T_1	极泉	上肢	C_8、$T_{1~2}$
通里	上肢	$C_{7~8}$、T_1			

（二）纵向经络系统

1. 手少阴经治疗心脏病症穴位　少冲、少府、神门、灵道、通里、阴郄、少海传入C神经纤维进入臂丛神经（C_8、$T_{1~2}$），在脊髓上行或下行2~3脊髓节段；心脏的交感传入C神经纤维进入脊神经（$T_{1~5}$），在脊髓上行或下行2~3脊髓节段。这两部分传入C神经纤维在脊髓后脚附近或在上、下绕行的过程中构成邻接联系。因此，这些穴位可以治疗心脏病症。

2. 手太阴经治疗心脏病症穴位　侠白、经渠传入C神经纤维进入$C_{7~8}$，在脊髓上行或下行2~3脊髓节段；心脏的交感传入C神经纤维进入脊神经

（T$_{1-5}$），在脊髓上行或下行 2~3 脊髓节段。这两部分传入 C 神经纤维在脊髓后脚附近或在上、下绕行的过程中构成邻接联系。因此，这些穴位可以治疗心脏病症。这里可以看到，虽然侠白、经渠在肺经上，也能治疗心脏的病变，这可以用 C 神经网络解释。

3. 只有局部治疗功能的穴位　从略。

（三）横向经络系统

极泉（T$_2$）、膻中（T$_4$）传入 C 神经纤维进入肋间神经，进入脊神经，在脊髓内上、下绕行 2~3 脊髓节段；厥阴俞（T$_4$）、心俞（T$_5$）、督俞（T$_6$）传入 C 神经纤维进入脊神经后支，在脊髓内上下绕行 2~3 脊髓节段；心脏的交感传入 C 神经纤维进入脊神经（T$_{1-5}$），在脊髓上行或下行 2~3 脊髓节段。这三部分传入 C 神经纤维在脊髓后脚附近或在上下绕行的过程中构成邻接联系。因此，这些穴位可以治疗心脏病症。

六、手太阳经 C 神经网络

（一）手太阳经传入 C 神经纤维脊髓节段

见表 7-6。

表 7-6　手太阳经传入 C 神经纤维脊髓节段

穴名	区域	传入 C 神经纤维脊髓节段	穴名	区域	传入 C 神经纤维脊髓节段
少泽	上肢	C_8、T_1	天宗	肩胛区	C_{5-6}
前谷	上肢	C_8、T_1	秉风	肩胛区	C_{4-6}
后溪	上肢	C_8、T_1	曲垣	肩胛区	C_{4-6}
腕骨	上肢	C_8、T_1	肩外俞	颈项	C_{1-4}
阳谷	上肢	C_8、T_1	肩中俞	颈项	C_{1-4}、T_1
养老	上肢	C_8、T_1	天窗	颈项	C_{1-4}
支正	上肢	C_{7-8}、T_1	天容	颈项	C_{1-4}
小海	上肢	T_1	颧髎	面部	三叉神经下颌支
肩贞	上肢	C_{5-6}	听宫	面部	三叉神经下颌支
臑俞	肩胛区	C_{5-6}			

（二）纵向经络系统

1. 手太阳经治疗颈、项、肩部的病症穴位　少泽、前谷、后溪、腕骨、阳谷、养老、支正、小海、肩贞、臑俞、天宗、秉风、曲垣等穴位的传入 C 神经纤维进入臂丛 $C_{7\sim8}$、T_1，在脊髓上行 2~3 脊髓节段，与来自颈、项、肩部的传入 C 神经纤维在颈髓构成邻接关系，从而能够治疗颈、项、肩部的病症。

2. 手太阳小肠经上没有任何穴位可以治疗小肠的病症　因此将手太阳经归入小肠是没有经验事实支持的。

（三）横向经络系统

关于腹痛、腹胀、肠鸣、泄泻的治疗穴位，见大肠解析部分。

七、足太阳经 C 神经网络

（一）足太阳经穴位传入 C 神经纤维脊髓节段

见表 7-7。

表 7-7　足太阳经传入 C 神经纤维脊髓节段

穴名	区域	传入 C 神经纤维脊髓节段	穴名	区域	传入 C 神经纤维脊髓节段
至阴	下肢	S_1	三焦俞	腰区	L_1
足通谷	下肢	S_1	肓门	腰区	L_1
束骨	下肢	S_1	胃俞	背区	T_{12}
京骨	下肢	S_1	胃仓	背区	$T_{11\sim12}$
金门	下肢	L_5	脾俞	背区	T_{11}
申脉	下肢	L_5	意舍	背区	$T_{10\sim11}$
仆参	下肢	L_5	胆俞	背区	T_{10}
昆仑	下肢	L_5、$S_{1\sim2}$	阳纲	背区	$T_{9\sim10}$
跗阳	下肢	$S_{1\sim2}$	肝俞	背区	T_9
飞扬	下肢	$S_{1\sim2}$	魂门	背区	$T_{8\sim9}$
承山	下肢	$S_{1\sim2}$	膈俞	背区	T_7
承筋	下肢	$S_{1\sim2}$	膈关	背区	$T_{6\sim7}$

穴名	区域	传入 C 神经纤维 脊髓节段	穴名	区域	传入 C 神经纤维 脊髓节段
合阳	下肢	$S_{1\sim2}$	督俞	背区	T_6
委中	下肢	$L_{4\sim5}$、S_1	譩譆	背区	$T_{5\sim6}$
委阳	下肢	$L_{4\sim5}$、S_1	心俞	背区	T_5
殷门	下肢	L_5、S_1、S_2	神堂	背区	$T_{4\sim5}$
承扶	下肢	L_5、S_1、S_2	厥阴俞	背区	T_4
会阳	下肢	S_5	膏肓	背区	$T_{3\sim4}$
下髎	骶区	S_4	肺俞	背区	T_3
白环俞	骶区	S_4	魄户	背区	$T_{2\sim3}$
秩边	骶区	S_3	风门	背区	T_2
中髎	骶区	S_3	附分	背区	$T_{1\sim2}$
中膂俞	骶区	S_3	大杼	背区	T_1
次髎	骶区	S_2	天柱	项部	$C_{2\sim3}$
膀胱俞	骶区	S_2	玉枕	头部	C_2
胞肓	骶区	S_2	络却	后头	C_2
上髎	骶区	S_1	通天	后头	C_2
小肠俞	骶区	S_1	承光	前头	三叉神经眼支
关元俞	腰区	L_5	五处	前头	三叉神经眼支
大肠俞	腰区	L_4	曲差	前头	三叉神经眼支
气海俞	腰区	L_3	眉冲	前头	三叉神经眼支
肾俞	腰区	L_2	攒竹	面部	三叉神经眼支
志室	腰区	L_1	睛明	面部	三叉神经眼支

（二）纵向经络系统

1. 足太阳经治疗头面部病症穴位 至阴、足通谷、束骨、京骨、金门、申脉、昆仑、飞扬传入 C 神经纤维进入 L_5、$S_{1\sim2}$，进入脊髓后上行或下行 2~3 脊髓节段，大部分交叉到对侧，小部分在同侧，与二级 C 神经元以突触相连接，然后沿着侧脊髓丘脑束上行至丘脑。后头部的传入 C 神经纤维进入颈部脊神经 $C_{2~3}$ 后支，进入脊髓，与来自下肢的侧脊髓丘脑束神经纤维构成邻接联系；前头、面部的传入 C 神经纤维，进入三叉神经眼支，进入脑桥后，下行至延髓、C_2、C_1 脊髓节段，然后交叉至对侧，与二级 C 神经元以突触方式连接，然后沿着三叉丘脑束腹侧上行至丘脑。途中与来自下肢的二级 C 神经纤维（在侧脊髓丘脑束）构成邻接联系。因此，上述穴位可以治疗头面部病症。

2. 至阴穴治疗胎产病症　至阴传入 C 神经纤维进入骶丛神经，从 S_1 脊神经进入脊髓，下行 2~3 脊髓节段；来自子宫的副交感传入 C 神经纤维，从脊神经 $S_{2~4}$ 进入脊髓，上行或下行 2~3 脊髓节段。这两部分传入 C 神经纤维在脊髓内构成邻接联系。因此，至阴穴可以治疗胎产病症。

3. 足太阳经治疗腰骶部组织的病症穴位　仆参、昆仑、跗阳、飞扬、承山、承筋、合阳、委中、委阳、殷门传入 C 神经纤维进入腰骶丛神经，从 $L_{4~5}$、$S_{1~2}$ 脊神经进入脊髓，上行或下行 2~3 脊髓节段；来自腰骶部的传入 C 神经纤维进入腰骶神经，进入腰骶脊髓，上行或下行 2~3 脊髓节段。这两部分传入 C 神经在脊髓后脚或脊髓内构成邻接联系。因此，上述穴位可以治疗腰骶部组织的病症。

4. 非足太阳经治疗小便不利、癃闭、尿频、遗尿等膀胱的病症的穴位　大敦、行间、太冲、中封、蠡沟、曲泉、阴包、足五里传入 C 神经纤维进入腰骶丛神经，从 $L_{1~5}$ 进入脊髓，上行或下行 2~3 脊髓节段；膀胱传入 C 神经纤维进入交感神经，进入交感干，进入 $T_{10~12}$、$L_{1~2}$ 脊髓节段，上行或下行 2~3 脊髓节段。上述穴位和膀胱的传入 C 神经通路在脊髓内上下绕行的过程中构成邻接联系。所以上述穴位能够治疗小便不利、癃闭、尿频、遗尿等膀胱的病症。

大敦、行间、太冲、中封、蠡沟、曲泉、阴包、足五里归属于足厥阴肝经，但能够治疗膀胱的病症；胎产是子宫的功能，但膀胱经的至阴能够治疗胎产的疾病。可见脏腑与经脉归属并不是一一对应的关系。

（三）横向经络系统

背俞穴本是因为治疗内脏病症而确立，后来因为误解被整合入膀胱经。背俞穴实际上是横向经络的一部分。膀胱经在脊柱两侧的穴位进入相应脊髓节段，与来自内脏的传入 C 神经纤维在脊髓后脚或脊髓内构成邻接联系。因此，这些穴位可以治疗相应的内脏病症。

下面将重要脏器的 C 神经纤维网络阐述如下。

1. 足太阳经治疗肺脏疾病穴位 肺脏的交感传入 C 神经纤维,进入脊神经 $T_{2\sim4}$,从脊髓后脚进入脊髓,上行或下行 $2\sim3$ 脊髓节段;大杼、风门、肺俞、厥阴俞、心俞、魄户、膏肓、神堂、谚谵的传入 C 神经纤维分别进入脊神经 $T_{1\sim6}$,从脊髓后脚进入脊髓,上行或下行 $2\sim3$ 脊髓节段。这两部分的传入 C 神经纤维在脊髓后脚或脊髓内构成邻接联系。因此大杼、风门、肺俞、厥阴俞、心俞、魄户、膏肓、神堂可以治疗肺脏疾病。这些穴位都分布于背部,它们治疗肺脏病症的关键解剖是邻接联系,而不是足太阳经所归属的脏腑。

2. 足太阳经治疗心脏疾病穴位 心脏的交感传入 C 神经纤维,进入脊神经 $T_{1\sim5}$,从脊髓后脚进入脊髓,上行或下行 $2\sim3$ 脊髓节段。厥阴俞、心俞、督俞、膈俞的传入 C 神经纤维进入脊神经 $T_{4\sim7}$,从脊髓后脚进入脊髓,上行或下行 $2\sim3$ 脊髓节段。这两部分的传入 C 神经纤维在脊髓后脚或脊髓内构成邻接联系。因此,这些穴位可以治疗心脏疾病。这些穴位都分布于背部,它们治疗心脏病症的关键解剖是邻接联系,而不是足太阳经所归属的脏腑。

3. 足太阳经治疗肝、胆、胰、脾、胃、十二指肠的病症的穴位 肝、胆、胰、脾、胃、十二指肠的内脏传入 C 神经纤维沿着交感神经进入 $T_{5\sim9}$,从脊髓后脚进入脊髓,上行或下行 $2\sim3$ 脊髓节段;督俞、膈俞、肝俞、胆俞、脾俞、胃俞、膈关、魂门、阳纲、意舍、胃仓的传入 C 神经纤维进入脊神经 $T_{6\sim9}$、$T_{11\sim12}$,从脊髓后脚进入脊髓,上行或下行 $2\sim3$ 脊髓节段。这两部分的传入 C 神经纤维在脊髓后脚或脊髓内构成邻接联系。因此,上述穴位可以治疗肝、胆、胰、脾、胃、十二指肠的病症。这些穴位都分布于背部,它们治疗肝、胆、胰、脾、胃、十二指肠病症的关键解剖是邻接联系,而不是足太阳经所归属的脏腑。

4. 足太阳经治疗肾脏的病症的穴位 肾脏、肾上腺的传入 C 神经纤维沿着交感神经进入 $T_{10\sim11}$,从脊髓后脚进入脊髓,上行或下行 $2\sim3$ 脊髓节段;脾俞、三焦俞、肾俞、胃仓的传入 C 神经纤维进入脊神经 $T_{11\sim12}$、$L_{1\sim2}$,从脊髓后脚进入脊髓,上行或下行 $2\sim3$ 脊髓节段。这两部分的传入 C 神经纤维在脊髓后脚或脊髓内构成邻接联系。因此,上述穴位可以治疗肾脏的病症。这些穴位都分布于腰背部,它们治疗肾脏病症的关键解剖是邻接联系,而不是足太阳经所归属的脏腑。

5. 足太阳经治疗小肠、大肠的病症的穴位　小肠、大肠（乙状结肠以上）的内脏传入 C 神经纤维沿着交感神经进入 $L_{1~2}$，从脊髓后脚进入脊髓，上行或下行 2~3 脊髓节段；胃俞、三焦俞、大肠俞的传入 C 神经纤维进入脊神经 T_{12}、L_1、L_4，从脊髓后脚进入脊髓，上行或下行 2~3 脊髓节段。这两部分的传入 C 神经纤维在脊髓后脚或脊髓内构成邻接联系。因此，胃俞、三焦俞、大肠俞可以治疗小肠、大肠的病症。

大肠（降结肠、乙状结肠、肛门）的内脏传入 C 神经纤维沿着交感神经进入 $S_{2~4}$，从脊髓后脚进入脊髓，上行或下行 2~3 脊髓节段；大肠俞、小肠俞、关元俞、膀胱俞、中膂俞、中髎、下髎、胞肓、秩边的传入 C 神经纤维进入脊神经 $L_{4~5}$、$S_{1~4}$，从脊髓后脚进入脊髓，上行或下行 2~3 脊髓节段。这两部分的传入 C 神经纤维在脊髓后脚或脊髓内构成邻接联系。因此，这些穴位可以治疗大肠的病症。

这些穴位都分布于腰背部，它们治疗大肠、小肠病症的关键解剖是邻接联系，而不是足太阳经所归属的脏腑。

6. 八髎穴　前阴、子宫、膀胱、大肠的传入 C 神经纤维进入 $S_{2~4}$ 脊神经，在脊髓内上行或下行 2~3 脊髓节段；八髎穴传入 C 神经纤维进入 $S_{1~4}$ 脊神经，在脊髓内上行或下行 2~3 脊髓节段。这两部分传入 C 神经纤维在脊髓后脚或脊髓内构成邻接联系。因此，八髎穴可以治疗前阴、子宫、膀胱、大肠的病症。这些穴位都分布于骶部，它们治疗前阴、子宫、膀胱、大肠病症的关键解剖是邻接联系，而不是足太阳经所归属的脏腑。

7. 承光、通天、玉枕、天柱治疗眼、鼻的病症　承光、通天、玉枕、天柱传入 C 神经纤维进入脊髓 $C_{2~3}$ 脊髓节段，上行或下行 2~3 脊髓节段；眼、鼻的传入 C 神经纤维进入三叉神经眼支和上颌支，进入脑桥，下行至延髓、脊髓 C_2、C_1 脊髓节段。两者在脊髓内构成邻接联系。因此，承光、通天、玉枕、天柱可以治疗眼、鼻的病症。这些穴位都分布于头颈部，它们治疗眼、鼻病症的关键解剖是邻接联系，而不是足太阳经所归属的脏腑。

8. 腹部治疗小便不利、癃闭、尿频、遗尿等膀胱的病症的穴位　腹部的穴位大巨、水道、横骨、京门、曲骨、中极、关元、石门、气海、阴交、神阙、水分传入 C 神经纤维进入脊髓 $T_{10~11}$、L_1 脊髓节段，上行或下行 2~3 脊髓节段；膀胱传入 C 神经纤维进入交感神经，进入交感干，进入 $T_{10~12}$、$L_{1~2}$ 脊髓节段，上行或下行 2~3 脊髓节段。上述穴位和膀胱的传入 C 神经通路在脊髓后脚或脊髓内上下绕行的过程中构成邻接联系。所以上述穴位能够治疗小便不利、癃闭、尿频、遗尿等膀胱的病症。可见，治疗膀胱病症的穴位并不依赖于足太阳经所归属的脏腑。

9. 会阴穴治疗小便不利等膀胱的病症　会阴的传入 C 神经纤维进入脊髓 $S_{3~4}$ 脊髓节段；膀胱传入 C 神经纤维进入副交感神经，进入 $S_{2~4}$ 脊髓节段。两者进入脊髓后上行或下行 2~3 脊髓节段，在脊髓后脚附近或脊髓内构成邻接联系。所以会阴穴能够治疗小便不利等膀胱的病症。可见，治疗膀胱病症的穴位并不依赖于足太阳经所归属的脏腑。

八、足少阴经 C 神经网络

（一）足少阴经穴位传入 C 神经纤维脊髓节段

见表 7-8。

表 7-8　足少阴经穴位传入 C 神经纤维脊髓节段

穴名	区域	传入 C 神经纤维脊髓节段	穴名	区域	传入 C 神经纤维脊髓节段
涌泉	下肢	$S_{2~3}$	中注	腹部	T_{10}
然骨	下肢	$S_{2~3}$	肓俞	腹部	T_{10}；$L_{1~3}$（交）；迷
太溪	下肢	$S_{2~3}$	商曲	腹部	$T_{9~10}$；$L_{1~3}$（交）；迷
大钟	下肢	$S_{2~3}$	石关	腹部	T_9；$L_{1~3}$（交）；迷
水泉	下肢	$S_{2~3}$	阴都	腹部	T_8；$T_{5~9}$（交）；迷
照海	下肢	$L_{4~5}$	腹通谷	腹部	T_8；$T_{5~9}$（交）；迷
复溜	下肢	$S_{2~3}$	幽门	腹部	T_7；$T_{5~9}$（交）；迷
交信	下肢	$L_{4~5}$	步廊	胸部	$C_{7~8}$、T_1、T_5
筑宾	下肢	$S_{1~2}$	神封	胸部	$C_{7~8}$、T_1；T_4
阴谷	下肢	L_5、S_1、S_2	灵墟	胸部	$C_{7~8}$、T_1、T_3
横骨	腹部	L_1；$S_{2~4}$（副）；T_{10}~L_2（交）	神藏	胸部	$C_{7~8}$、$T_{1~2}$

穴名	区域	传入 C 神经纤维脊髓节段	穴名	区域	传入 C 神经纤维脊髓节段
大赫	腹部	T_{12}、L_1；$S_{2~4}$（副）；T_{10}~L_2（交）	彧中	胸部	$C_{7~8}$、T_1
气穴	腹部	T_{12}；$S_{2~4}$（副）；T_{10}~L_2（交）	俞府	胸部	$C_{7~8}$、T_1
四满	腹部	T_{12}；$S_{2~4}$（副）；T_{10}~L_2（交）			

注：交：交感神经；副：副交感神经；迷：迷走神经

（二）纵向经络系统

1. 足少阴经治疗咽喉的病症的穴位　涌泉、然谷、太溪、大钟、照海的传入 C 神经纤维进入腰骶神经丛，进入 $S_{2~3}$、$L_{4~5}$脊髓后上行或下行 2~3 脊髓节段，换二级 C 神经元，沿着侧脊髓丘脑束上行；咽喉部的传入 C 神经纤维进入颈部脊神经，上行或下行 2~3 脊髓节段，进入脊髓丘脑束。这两部分 C 神经网络在脊髓丘脑束内构成邻接联系。因此，针灸涌泉、然谷、太溪、大钟、照海，可以通过这种邻接联系激活咽喉传入 C 神经纤维到达的脑功能区，从而治疗咽喉的病症。

2. 足少阴经治疗前后二阴、妇科病症的穴位　涌泉、然谷、太溪、大钟、照海、水泉、交信、阴谷的传入 C 神经纤维进入腰骶神经丛，进入 L_4、L_5、$S_{1~3}$，进入脊髓后上行或下行 2~3 脊髓节段。来自阴部、膀胱、子宫、乙状结肠、肛门的传入 C 神经纤维沿着副交感神经进入 $S_{2~4}$脊髓节段，在脊髓上行或下行 2~3 脊髓节段。这两部分 C 神经网络在脊髓后脚附近或脊髓内构成邻接联系。所以涌泉、然谷、太溪、大钟、照海、水泉、交信、阴谷可以治疗前后二阴、妇科病症。

3. 非足少阴经，但可以治疗遗精、遗尿、阳痿、早泄等病症的穴位　三阴交、漏谷、阴陵泉、箕门、大敦、行间、太冲、中封、蠡沟的传入 C 神经纤维进入腰骶神经丛，进入 $L_{4~5}$、$S_{2~3}$，进入脊髓后上行或下行 2~3 脊髓节段。前列腺、膀胱、阴茎、睾丸的器官组织的副交感传入 C 神经纤维进入 $S_{2~4}$脊髓节段，交感传入 C 神经纤维进入 T_{10}~L_2 脊髓节段。两者进入脊髓后上行或下行 2~3 脊髓节段，在脊髓后脚或脊髓内构成邻接联系。所以上述穴位可以治疗遗精、遗尿、阳痿、早泄等病症。这些穴位不属于足少阴经，但可以治疗遗精、遗尿、阳痿、早泄等属于肾的病症。可见，经络与脏腑不是一一对应的归属关系，而是联络关系。

（三）横向经络系统

1. 横骨、大赫、气穴、四满治疗子宫、膀胱的病症　横骨、大赫、气穴、四满的腹壁传入 C 神经纤维进入 T_{12}、L_1，进入脊髓后上行或下行 2~3 脊髓节段。来自子宫、膀胱及其附近的组织的交感传入 C 神经纤维进入 T_{10}~L_2 脊髓节段，进入脊髓后上行或下行 2~3 脊髓节段。这两部分 C 神经网络在脊髓后脚附近或脊髓内构成邻接联系。所以横骨、大赫、气穴、四满可以治疗子宫、膀胱的病症。横骨、大赫、气穴、四满腹壁内有子宫、膀胱及附近组织，针刺这些组织激活其交感或迷走神经传入 C 神经纤维，从而激活子宫、膀胱的脑功能区，所以能够治疗它们的病症。

2. 中注、肓俞、商曲、石关治疗便秘或泄泻　中注、肓俞、商曲、石关的腹壁传入 C 神经纤维进入 $T_{9~10}$，进入脊髓后上行或下行 2~3 脊髓节段。大肠的交感传入 C 神经纤维进入 T_{10}~L_2，进入脊髓后上行或下行 2~3 脊髓节段。这两部分 C 神经网络在脊髓后脚附近或脊髓内构成邻接联系。所以中注、肓俞、商曲、石关可以治疗便秘、泄泻等大肠病症。这几个穴位腹壁内有横结肠及附近组织，这些组织的传入 C 神经纤维进入交感或迷走神经，从而激活大肠的脑功能区，所以能够治疗便秘或泄泻。

3. 阴都、腹通谷、幽门治疗胃、十二指肠的病症　阴都、腹通谷、幽门在腹壁后有十二指肠、胃，它们的传入 C 神经纤维通过交感或迷走神经进入脑功能区，所以阴都、腹通谷能够治疗胃肠病（针至病所的刺法）。阴都、腹通谷、幽门 C 神经纤维进入 $T_{7~8}$，进入脊髓后上行或下行 2~3 脊髓节段。胃、十二指肠的交感传入 C 神经纤维进入 $T_{5~9}$，进入脊髓后上行或下行 2~3 脊髓节段。这两部分 C 神经网络在脊髓后脚附近或脊髓内构成邻接联系。所以阴都、腹通谷、幽门可以治疗胃、十二指肠的病症。

4. 步廊、神封、灵墟、神藏、或中、俞府治疗肺、支气管的病症　步廊、神封、灵墟、神藏、或中、俞府的传入 C 神经纤维进入肋间神经，进入胸脊神经 $C_{7~8}$、$T_{1~5}$，在脊髓上行或下行 2~3 脊髓节段。来自肺、支气管的传入 C 神经纤维进入胸脊神经 $T_{2\sim4}$，在脊髓上行或下行 2~3 脊髓节段。这两种传入 C 神经通路在脊髓后脚或脊髓构成邻接关系。所以步廊、神封、灵墟、神藏、或中、俞府可以治疗肺、支气管的病症。

5. 肾俞、志室治疗遗精、遗尿、阳痿、早泄等病症　肾俞、志室的传入 C 神经纤维进入 $L_{1\sim2}$ 脊髓节段，前列腺、膀胱、阴茎、睾丸的器官组织的交感传入 C 神经纤维进入 $T_{10}\sim L_2$ 脊髓节段。两者进入脊髓后上行或下行 2~3 脊髓节段，在脊髓后脚或脊髓内构成邻接联系。所以肾俞、志室可以治疗遗精、遗尿、阳痿、早泄等病症。

6. 小肠俞、次髎、白环俞治疗遗精、遗尿、阳痿、早泄等病症　小肠俞、次髎、白环俞的传入 C 神经纤维进入 $S_{1\sim2}$、S_4 脊髓节段，前列腺、膀胱、阴茎、睾丸的器官组织的副交感传入 C 神经纤维进入 $S_{2\sim4}$ 脊髓节段。两者进入脊髓后上行或下行 2~3 脊髓节段，在脊髓后脚或脊髓内构成邻接联系。所以小肠俞、次髎、白环俞可以治疗遗精、遗尿、阳痿、早泄等病症。

7. 腰阳关、命门治疗遗精、遗尿、阳痿、早泄等病症　腰阳关、命门的传入 C 神经纤维进入 L_2、L_4 脊髓节段，前列腺、膀胱、阴茎、睾丸的器官组织的交感传入 C 神经纤维进入 $T_{10}\sim L_2$ 脊髓节段。两者进入脊髓后上行或下行 2~3 脊髓节段，在脊髓后脚或脊髓内构成邻接联系。所以腰阳关、命门可以治疗遗精、遗尿、阳痿、早泄等病症。

8. 曲骨、中极、关元、气海、大巨治疗遗精、遗尿、阳痿、早泄等病症　曲骨、中极、关元、气海、大巨的传入 C 神经纤维进入 $T_{10\sim12}$、L_1 脊髓节段，前列腺、膀胱、阴茎、睾丸的器官组织的交感传入 C 神经纤维进入 $T_{10}\sim L_2$ 脊髓节段。两者进入脊髓后上行或下行 2~3 脊髓节段，在脊髓后脚附近或脊髓内构成邻接联系。所以上述穴位可以治疗遗精、遗尿、阳痿、早泄等病症。

9. 会阴治疗遗精、遗尿、阳痿、早泄等病症　会阴的传入 C 神经纤维进入 $S_{3\sim4}$ 脊髓节段，前列腺、膀胱、阴茎、睾丸的器官组织的副交感传入 C 神经纤维进入 $S_{2\sim4}$ 脊髓节段。两者进入脊髓后上行或下行 2~3 脊髓节段，在脊髓后脚或脊髓内构成邻接联系。所以会阴可以治疗遗精、遗尿、阳痿、早泄等病症。

（四）总结横向、纵向经络系统

肾脏在中医理论中为先天之本，主管前后二阴，所以将遗精、遗尿、阳痿、早泄等病症归属于肾。总结治疗这些病症的传入C神经脊髓节段如下：

1. T_{10}脊髓节段　气海治疗遗精、遗尿、阳痿、早泄等病症。

2. T_{11}脊髓节段　关元、大巨治疗遗精、遗尿、阳痿、早泄等病症。

3. T_{13}脊髓节段　曲骨、中极治疗遗精、遗尿、阳痿、早泄等病症。

4. L_1脊髓节段　志室、曲骨治疗遗精、遗尿、阳痿、早泄等病症。

5. L_2脊髓节段　命门、肾俞、箕门治疗遗精、遗尿、阳痿、早泄等病症。

6. L_3脊髓节段　箕门、阴陵泉治疗遗精、遗尿、阳痿、早泄等病症。

7. L_4脊髓节段　箕门、交信、三阴交、漏谷、阴陵泉、蠡沟、腰阳关、照海治疗遗精、遗尿、阳痿、早泄等病症。

8. L_5脊髓节段　交信、阴谷、三阴交、漏谷、阴陵泉、大敦、行间、太冲、中封、照海治疗遗精、遗尿、阳痿、早泄等病症。

9. S_1脊髓节段　阴谷、小肠俞治疗遗精、遗尿、阳痿、早泄等病症。

10. S_2脊髓节段　阴谷、三阴交、漏谷、次髎、涌泉、然谷、太溪、大钟、水泉治疗遗精、遗尿、阳痿、早泄等病症。

11. S_3脊髓节段　三阴交、漏谷、涌泉、然谷、太溪、大钟、水泉、会阴治疗遗精、遗尿、阳痿、早泄等病症。

12. S_4脊髓节段　白环俞、会阴治疗遗精、遗尿、阳痿、早泄等病症。

前列腺、膀胱、阴茎、睾丸的器官组织的交感传入C神经纤维进入T_{10}~L_2脊髓节段，副交感传入C神经纤维进入S_{2-4}。上述穴位和前列腺、膀胱、阴茎、睾丸的器官组织传入C神经纤维进入脊髓后都上行或下行2~3脊髓节段，所以它们能够在脊髓后脚附近或脊髓内构成邻接联系。因此，不管是下肢、腹部，还是背部的穴位，它们治疗遗精、遗尿、阳痿、早泄等病症都可以用传入C神经纤维的脊髓节段来解释。

九、手厥阴经C神经网络

（一）手厥阴经穴位传入C神经纤维脊髓节段

见表7-9。

表 7-9　手厥阴经穴位传入 C 神经纤维脊髓节段

穴名	区域	传入 C 神经纤维脊髓节段	穴名	区域	传入 C 神经纤维脊髓节段
中冲	上肢	C_7	郄门	上肢	$C_{7\sim8}$
劳宫	上肢	C_8、T_1	曲泽	上肢	$C_{7\sim8}$
大陵	上肢	$C_{7\sim8}$	天泉	上肢	$C_{5\sim6}$
内关	上肢	$C_{7\sim8}$	天池	胸部	T_4
间使	上肢	$C_{7\sim8}$			

（二）纵向经络系统

手厥阴经治疗心脏的病症的穴位　中冲、劳宫、大陵、内关、间使、郄门、曲泽传入 C 神经纤维进入臂丛神经，从 $C_{7\sim8}$、T_1 进入脊髓，在脊髓上行或下行 2~3 脊髓节段。心脏交感神经传入 C 神经纤维进入胸交感干，进入脊神经（$T_{1\sim5}$），在脊髓上行或下行 2~3 脊髓节段。来自心脏与臂丛神经的传入 C 神经纤维在脊髓后脚或脊髓内构成邻接联系。所以这些穴位可以治疗心脏的病症。

（三）横向经络系统

天池治疗心脏的疾病　天池的传入 C 神经纤维进入脊髓（C_5）后上行或下行 2~3 脊髓节段，与来自心脏的传入 C 神经纤维在脊髓内构成邻接联系。所以天池可以治疗心脏的疾病。

十、手少阳经 C 神经网络

（一）手少阳经穴位传入 C 神经纤维脊髓节段

见表 7-10。

表 7-10 手少阳经穴位传入 C 神经纤维脊髓节段

穴名	区域	传入 C 神经纤维脊髓节段	穴名	区域	传入 C 神经纤维脊髓节段
关冲	上肢	C_8	臑会	上肢	$C_{6\sim8}$
液门	上肢	C_8、T_1	肩髎	上肢	$C_{5\sim6}$
中渚	上肢	C_8、T_1	天髎	肩胛区	$C_{3\sim5}$

穴名	区域	传入 C 神经纤维脊髓节段	穴名	区域	传入 C 神经纤维脊髓节段
阳池	上肢	$C_{7\sim8}$	天牖	颈部	$C_{3\sim4}$
外关	上肢	$C_{7\sim8}$	翳风	颈部	C_3
支沟	上肢	$C_{7\sim8}$	瘈脉	头部	C_3
会宗	上肢	$C_{7\sim8}$	颅息	头部	C_3
三阳络	上肢	$C_{7\sim8}$	角孙	头部	三叉神经下颌支
四渎	上肢	$C_{7\sim8}$	耳门	耳区	三叉神经下颌支
天井	上肢	$C_{6\sim8}$	耳和髎	头部	三叉神经下颌支
清冷渊	上肢	$C_{6\sim8}$	丝竹空	面部	三叉神经眼支
消泺	上肢	$C_{6\sim8}$			

（二）纵向经络系统

手少阳经治疗头面五官的病症的穴位 关冲、液门、中渚、外关、支沟、会宗、四渎等穴位的传入 C 神经纤维将进入 $C_{7\sim8}$、T_1，上行或下行 2~3 脊髓节段，与二级 C 神经元以突触连接，沿着侧脊髓丘脑束上行，经过颈部 C_2、C_1 和延髓。头面五官的传入 C 神经纤维进入三叉神经，抵达脑桥，下行经过延髓、$C_{1\sim2}$ 脊髓节段，交叉至对侧，沿着三叉神经丘脑束腹侧上行。侧脊髓丘脑束与三叉神经丘脑束在 C_2、C_1 和延髓处构成邻接联系。所以，上述穴位可以治疗头面五官的病症。

手太阳经上没有治疗小肠病变的穴位，所以将它归属于小肠是没有经验事实依据的。

（三）横向经络系统

小肠的横向经络系统的解析见足阳明经部分。

十一、足少阳经 C 神经网络

（一）足少阳经穴位传入 C 神经纤维脊髓节段

见表 7-11。

表 7-11　足少阳经穴位传入 C 神经纤维脊髓节段

穴名	区域	传入 C 神经纤维脊髓节段	穴名	区域	传入 C 神经纤维脊髓节段
足窍阴	下肢	L_5	渊腋	胸部	$C_{5\sim7}$、T_4
侠溪	下肢	L_5、S_1	肩井	肩部	$C_{3\sim4}$
地五会	下肢	L_5、S_1	风池	颈部	$C_{3\sim4}$
足临泣	下肢	L_5、S_1	脑空	头部	C_3
丘墟	下肢	L_5、S_1	承灵	头部	三叉神经眼支
悬钟	下肢	L_5、S_1	正营	头部	三叉神经眼支
阳辅	下肢	L_5、S_1	目窗	头部	三叉神经眼支
光明	下肢	L_5、S_1	头临泣	头部	三叉神经眼支
外丘	下肢	L_5、S_1	阳白	头部	三叉神经眼支
阳交	下肢	L_5、S_1	本神	头部	三叉神经眼支
阳陵泉	下肢	L_5、S_1	完骨	头部	C_3
膝阳关	下肢	L_5、$S_{1\sim2}$	头窍阴	头部	C_3
中渎	下肢	L_5、$S_{1\sim2}$	浮白	头部	C_3
风市	下肢	L_5、$S_{1\sim2}$	天冲	头部	C_3
环跳	臀部	L_5、$S_{1\sim2}$	率谷	头部	三叉神经下颌支
居髎	臀部	$L_{4\sim5}$	曲鬓	头部	三叉神经下颌支
维道	腹部	L_2	悬厘	头部	三叉神经下颌支
五枢	腹部	L_2	悬颅	头部	三叉神经下颌支
带脉	腹部	L_2	颔厌	头部	三叉神经下颌支
京门	腹部	T_{12}	上关	面部	三叉神经下颌支
日月	胸部	T_7	听会	面部	三叉神经下颌支
辄筋	胸部	T_4	瞳子髎	面部	三叉神经眼支

（二）纵向经络系统

1. 足少阳经治疗头面、眼、耳的病症的穴位　足窍阴、侠溪、地五会、足临泣、丘墟、光明的传入 C 神经纤维进入腰骶丛神经，进入脊髓 L_5、S_1，与二级 C 神经元以突触相连接，沿着侧脊髓丘脑束上行，经过颈部 C_2、C_1、延髓节段；头面部的传入 C 神经纤维进入三叉神经眼支或下颌支，沿着三叉神经进入脑桥，向下行经过延髓、经过颈部 C_2、C_1、延髓节段，交叉到对侧，沿着三叉丘脑束腹侧上行。这两束 C 神经网络通路在 C_2、C_1、延髓节段构成邻接联系。因此，足窍阴、侠溪、地五会、足临泣、丘墟可以治疗头面、眼、耳的病症。

2. 足少阳经治疗黄疸、胁痛等病症的穴位　足窍阴、侠溪、地五会、足临泣、丘墟、阳辅、外丘、阳陵泉的传入 C 神经纤维进入腰骶丛神经，进入脊髓 L_5、S_1，上行或下行 2~3 脊髓节段，与二级 C 神经元以突触相连接，沿着侧脊髓丘脑束上行。肝、胆的传入 C 神经纤维沿着交感神经进入 $T_{5~9}$ 脊髓节段，进入脊髓后上行或下行 2~3 脊髓节段，沿着侧脊髓丘脑束上行。这两部分传入 C 神经纤维在脊髓内构成邻近连接。所以上述穴位可以治疗黄疸、胁痛等病症。

（三）横向经络系统

1. 治疗腰部病症的穴位　居髎（$L_{4~5}$）、维道（$L_{2~3}$）、五枢（$L_{2~3}$）、带脉（$L_{2~3}$）、京门（T_{12}）的传入 C 神经纤维进入腰骶丛神经，进入脊髓，上行或下行 2~3 脊髓节段。来自腰部的传入 C 神经纤维进入脊髓上行或下行 2~3 脊髓节段。两者在脊髓后脚或脊髓内构成邻接联系。所以上述穴位能够治疗腰部病症。

2. 胸、腹、背部穴位治疗黄疸、胁痛的横向经络系统　见肝经部分。这是因为肝胆的传入 C 神经通路的脊髓节段相同，通过文献记载的症状来鉴别黄疸、胁痛源于肝或胆比较困难，所以放在一起讨论。

十二、足厥阴经 C 神经网络

（一）足厥阴经穴位传入 C 神经纤维脊髓节段

见表 7-12。

表 7-12　足厥阴经穴位传入 C 神经纤维脊髓节段

穴名	区域	传入 C 神经纤维脊髓节段	穴名	区域	传入 C 神经纤维脊髓节段
大敦	下肢	L_5	曲泉	下肢	L_5、$S_{1~2}$
行间	下肢	L_5	阴包	下肢	$L_{2~3}$
太冲	下肢	L_5	足五里	下肢	L_1
中封	下肢	L_5	阴廉	腹部	L_1
蠡沟	下肢	L_4	急脉	腹部	T_{12}、L_1
中都	下肢	L_4	章门	腹部	T_{11}
膝关	下肢	L_5、$S_{1~2}$	期门	胸部	T_6

（二）纵向经络系统

足厥阴经治疗前阴、妇科病症的穴位　大敦、行间、太冲、中封、蠡沟、中都、曲泉、阴包的传入 C 神经纤维进入 L_5、$S_{1~2}$，进入脊髓后上行或下行 2~3 脊髓节段。来自前阴、子宫、前列腺、膀胱的传入 C 神经纤维沿着副交感神经进入 $S_{2~4}$，进入脊髓后上行或下行 2~3 脊髓节段。两者在脊髓后脚附近或脊髓内构成邻接联系，所以上述穴位能够治疗前阴、妇科病症。

足五里、阴廉、急脉的传入 C 神经纤维进入 T_{12}、S_1，进入脊髓后上行或下行 2~3 脊髓节段。来自前阴、子宫、前列腺、膀胱的传入 C 神经纤维沿着交感神经进入 L_2，进入脊髓后上行或下行 2~3 脊髓节段。两者在脊髓后脚附近或脊髓内构成邻接联系，所以上述穴位能够治疗前阴、妇科病症。

（三）横向经络系统

躯干治疗黄疸、胁痛等病症的穴位　中庭、期门、日月、至阳、中脘、肝俞、胆俞、脾俞、章门、脊中、意舍的传入 C 神经纤维进入 $T_{6~12}$ 脊髓节段，进入脊髓后上行或下行 2~3 脊髓节段。肝、胆的传入 C 神经纤维沿着交感神经进入 $T_{5~9}$ 脊髓节段，进入脊髓后上行或下行 2~3 脊髓节段。这两部分传入 C 神经纤维在脊髓后脚或脊髓内构成邻近连接。所以上述穴位可以治疗黄疸、胁痛等病症。

十三、小　　结

《针灸腧穴通考》对针灸穴位进行了系统的考证，对穴位的功能进行了系统的总结。这本书中关于穴位的功能，实际上是对古今针灸实践经验事实的概括总结。以这本书为蓝本，用 C 神经网络模型对穴位进行解剖与功能的对应研究，显示 C 神经网络与穴位功能的高度吻合。这也提示了一个真理：结构是功能的基础，功能是结构的功能。

C 神经网络模型可以解释穴位的局部治疗作用。刺激穴位局部的传入 C 神经纤维，将刺激转化成电信号，沿着 C 神经网络通路到达脑功能区。脑功能区通过分析后，发出功能调节的指令，从而起到治疗效应。针至病所的理论模型，就是通过 C 神经网络起作用的。因此，C 神经网络模型可以作为针至病所的解剖模型。

C 神经网络模型可以解释穴位的远治作用，即经络的联络功能。经络在历史演变过程中，有树状模型和环状模型。树状模型以根结、标本、终始等学说为代表，以针刺→效应的方向为经络走行的方向，以经络理论解释临床经验事实为目标，获得了巨大的成功。同时，将针至病所的五体刺法概念外延扩大，形成经络腧穴的五体刺法，并出现了将皮、脉、筋、肉、骨通过十二正经整合成一个体系的趋势。其中，十二皮部、十二经筋、十二经脉假说已经成型，而"十二肉部""十二骨部"的概念尚未形成。在 C 神经网络模型的指引下，五体刺法得以完善：皮、脉、筋、肉、骨都通过 C 神经网络之间的邻接联系与远端脏腑组织产生功能联系。也就是说，五体都通过十二正经系统与远端组织产生功能联系。这样，五体刺法就演变成整合局部和远端治疗效应的方法。由于五体刺法治疗局部病变在针灸理论转型后被忽视，以 C 神经网络模型为指导，重新整理、发展五体刺法具有重要的意义。

树状模型之后，出现了环状经络模型。这个模型并不是为了解释树状模型无法解释的经验事实，而是为了解释血液循环无端，阴阳五行相生相克，无始无终的特点，而构建出的形式上非常完美，实际上并没有解释更多的经验事实的模型。这个模型中：经络与脏腑不再是联络关系，而被定为归属关系；不再以针刺→效应的方向为经络走行的方向，而是把手之三阴、足之三阳的方向颠倒过来，以构成循环无端的形式。这样的构建造成了理论上的混乱。理论就是解释事实，指导实践，没有事实支持的理论是经不起考验的。针灸理论必须回到正确的道路上来，即以事实为基础，随着实践的发展而发展。形式上完美与否，其实不是核心。

C 神经网络模型并不只是证实已有的经络理论，而是为了指导未来的针灸实践。在考察躯干部 C 神经网络的时候，发现横向走行的 C 神经网络通路。在以穴位的功能为基础，将穴位的传入 C 神经脊髓节段进行统计整理时，发现躯干的穴位按照横向排列时，与 C 神经网络的解剖高度一致。以横向经络解释躯干部穴位的功能，具有高度吻合性。而按照纵向经络解释躯干部穴位的功能，则行不通。比如，肾经位于胸部的穴位，它们的功能与肾脏没有关系。也就是说，将它们归于肾经没有经验事实的支持。而以横向经络来解释，则无论是在功能上，还是在解剖上，都是吻合的。这就是说，躯干部存在横向经络系统。这样，在 C 神经模型的指引下，不仅发现了新的经络，而且可纠正历史上十二正经穴位归经的失误。比如，将背俞穴归入膀胱经。

无论是纵向经络，还是横向经络，都是 C 神经网络模型的一部分。在 C 神经网络模型的指引下，可以将已有的十二正经系统进行修正，将躯干部的穴位归入横向经络系统，使得经络理论与实践经验事实吻合。在这种思想指导下，在治疗某一脏腑病症时，既要考虑纵向经络的五输穴，也要考虑横向经络在躯干的穴位，包括背俞穴、募穴。无论是体检，还是治疗，都可以按照 C 神经网络模型去寻找敏化点，包括纵向和横向经络上的穴位的敏化点，以达到最佳治疗效果。

参 考 文 献

［1］ Moore KL，Agur AR，Essential Clinical Anatomy ［M］. Philadelphia，Baltimore，New York，London：Lippincott Williams & Wilkins，2007.

［2］ Olson TR，A. D. A. M. Student Atlas of Anatomy ［M］. Baltimore，Philadelphia，New York，London，Paris，Bangkok，Buenos Aires，Hong Kong，Munich，Syndney，Tokyo：Williams & Wilkins. 1996.

［3］ 黄龙祥，黄幼民. 针灸腧穴通考 ［M］. 北京：人民卫生出版社，2011.

［4］ 黄龙祥. 经脉理论还原与重构大纲 ［M］. 北京：人民卫生出版社，2016.

第8章

穴位的分类与定位方法

《黄帝内经》以后，经穴数量增加，其他类型穴位数量也增加，比如奇穴、阿是穴等。这些穴位可分为三类：第一类是有相对固定部位，与远端脏腑、器官、组织有确定的功能联系的穴位，包括五输穴、背俞穴以及四海之输等。第二类是有固定部位，只有局部治疗作用的穴位。这样的穴位大多是《黄帝内经》以后发现的。第三类是没有固定部位，只有局部治疗作用，但没有固定功效的穴位，即"以痛为输"。下面就这些穴位的含义、定位方法及其解剖基础进行讨论。

第1节　穴位的分类

一、五　输　穴

《灵枢·根结》"太阳根于至阴，结于命门。命门者，目也。阳明根于厉兑，结于颡大。颡大者，钳耳也。少阳根于窍阴，结于窗笼。窗笼者，耳中也。""太阴根于隐白，结于太仓。少阴根于涌泉，结于廉泉。厥阴根于大敦，结于玉英，络于膻中""足太阳根于至阴，溜于京骨，注于昆仑，入于天柱、飞扬也。足少阳根于窍阴，溜于丘墟，注于阳辅，入于天容、光明也。足阳明根于厉兑，溜于冲阳，注于下陵，入于人迎、丰隆也。手太阳根于少泽，溜于阳谷，注于小海，入于天窗、支正也。手少阳根于关冲，溜于阳池，注于支沟，入于天牖、外关也。手阳明根于商阳，溜于合谷，注于阳溪，入于扶突、偏历也。"

五输穴与远端组织的联系被称为根结，根在四肢末端，结在头颈、躯干。这种根结联系实际上是刺激与效应点之间的联系。这种远端联系是通过 C 神经网络之间的邻接联系实现的。

二、背 俞 穴

《灵枢·背腧》"黄帝问于岐伯曰：愿闻五藏之俞，出于背者。岐伯曰：背中大俞，在杼骨之端，肺俞在三焦之间，心俞在五焦之间，膈俞在七焦之间，肝俞在九焦之间，脾俞在十一焦之间，肾俞在十四焦之间。皆挟脊相去三寸所，则欲得而验之，按其处，应在中，而痛解，乃其俞也"。

背俞穴因为治疗内脏病候的实践而确立为穴位。背俞穴的传入 C 神经纤维网络与内脏传入 C 神经纤维网络之间通过邻接联系而发生远端关联联系。因为不知道有横向经络系统，有人把背俞穴当作标腧。实际上，背俞穴与五输穴本质上是相同的，不同的是五输穴在纵向经络上，背俞穴在横向经络上。

三、四 海 之 输

《灵枢·海论》"黄帝曰：远乎哉，夫子之合人天地四海也，愿闻应之奈何？岐伯答曰：必先明知阴阳表里荥俞所在，四海定矣。""黄帝曰：定之奈何？岐伯曰：胃者水谷之海，其输上在气街，下至三里；冲脉者，为十二经之海，其输上在于大杼，下出于巨虚之上下廉；膻中者，为气之海，其输上在于柱骨之上下，前在于人迎；脑为髓之海，其输上在于其盖，下在风府。"

这里描述了胃、冲脉、膻中、脑的腧穴，即四海之输。其中胃为腑，膻中为穴，冲脉为脉，脑为奇恒之腑。胃的腧穴上在气街，下至足三里。气街即气冲穴，主治男科、妇科病症，与胃并无密切联系。足三里是足阳明经的合穴，治疗胃的病症毋庸置疑。冲脉的学说本身并不成熟，所以冲脉的腧穴为大杼、上巨虚、下巨虚难以考证。膻中的腧穴哑门、大椎、人迎，本人在痛症中考证过，哑门、大椎、人迎确实可以提高膻中穴的痛阈。脑的腧穴百会、风府都可以治疗脑的病症。整体上看，四海之输确有意义，可能有些部分现在尚不能理解。四海之输虽与五输穴有区别，但也有相对固定部位，有确定的远端功能联系。

四、经脉循行路线上的其他经穴

《黄帝内经》之后，将五输穴之外的穴位纳入了经穴范围。这些穴位都有相对固定的部位，大多数只有局部治疗作用，没有远端治疗作用，小部分具有局部和远端治疗作用。

五、经外奇穴

经外奇穴是指有相对固定的部位，有确定的治疗功效的针刺部位。包括只有局部治疗作用的奇穴，和兼有局部和远端治疗作用的奇穴。

六、以痛为输

上述5种穴位并没有包括所有的针刺部位。《灵枢·经筋》在描述每条经筋的走行之后，都明确说"治在燔针劫刺，以知为数，以痛为输"。这种针刺部位的确定完全是按照触诊的压痛来确定的，没有固定的部位，没有固定的主治功能。后代孙思邈命名的"阿是穴"，实际上也是"以痛为输"的概念。

总结上述六类穴位可以发现，穴位具有多样性，可以在经络上，也可以不在经络上；可以有相对固定的部位，也可以没有固定的部位。通过针刺，能产生治疗效果的都是穴位。这样，就将穴位的概念泛化了，模糊了上述六类穴位的区别。

第2节　穴位的定位方法

一、五　输　穴

《灵枢·本输》详细阐述了五输穴的定位、归经以及取穴方法。仔细阅读原文，可以体会到，《灵枢·本输》都是描述穴位的大致定位，而不像针灸教科书将穴位定位描述得非常精准，比如"距指甲角0.1寸"。为什么《灵枢·本输》只描述穴位的大致定位呢？其原因无非有二：其一，因为种种原因（比如测量技术原因），古人没能精确描述穴位的定位；其二，古人认为大致定位才是正确的方法，精确定位是不正确的。原因一其实是站不住脚的。《灵枢·本输》多处采用了测量单位"寸"。比如："陷谷者，上中指内间上行二寸陷者中也""太渊，鱼后一寸陷者中也""太冲，行间上二寸陷者之中也""支沟，上腕三寸两骨之间陷者中也""中封，内踝之前一寸半，陷者之中""解溪，上冲阳一寸半陷者中也""下陵，膝下三寸，胻骨外三里也""小海，在肘内大骨之外，去端半寸，陷者中也"。可见，如果有必要，古人完全可以精确测量。《灵枢·背腧》在描述背俞穴时，说"皆挟脊相去三寸所"。"所"就是大概、左右的意思。这就是说，古人认为背俞穴的定位并不是精确的定位，只能是大致的定位。后代关于背俞穴的定位，《黄帝名堂经》《华佗针灸经》定位各不相同。"华佗夹脊"，实际上就是华佗取背俞穴法[1]。可见《灵枢·背腧》对背俞穴描述为"皆挟脊相去三寸所"是准确的，是后人将背俞穴的定位绝对固定了。《灵枢·本输》对五输穴与《灵枢·背腧》对背俞穴都是描述大致定位，两者完全吻合。可见，对穴位进行大致定位而不是精确定位，并不是古人的疏忽或技术原因不能精确测量，而是特定的理念指导临床实践的表现。在《灵枢·本输》《灵枢·背腧》成篇时代，针至病所的刺法仍然是主流的刺法。在确定针刺部位前进行触诊是针至病所刺法的常规。"以痛为输"，即根据触诊的压痛进一步确定是否为穴位，就是这种实践的体现。在这种医疗实践中，只要描述穴位的大致部位，然后进一步进行触诊，就可以确定针刺部位了。

后来，三部九候、人迎寸口以及寸口脉法出现了，全身触诊逐渐被遗忘了。为了与这种情况适应，后代医书对穴位的描述越来越精确。这就是说，《灵枢·本输》《灵枢·背腧》描述的是触诊的大致部位，而不是进针部位；后代医书描述的是进针部位。这种理念上的差异，使得临床实践中疗效大相径庭。临床上病人情况千变万化，最好的针刺部位不一定是针灸教科书描述的精确部位，而是通过触诊才能进一步确定。这就是说，《灵枢·本输》《灵枢·背腧》采用描述大致部位，然后通过触诊进一步确定针刺部位更加合理。

这种理念上的差异对临床疗效及疗效的稳定性的影响也是很大的。阐述清楚这种理念的差异，纠正后世理念的偏差，对目前和今后针灸的发展具有极其重要的意义。为了充分阐述清楚这个问题，下面列举所有五输穴的原文，作为证据进行进一步论证。

（一）井穴

《灵枢·本输》："少商者，手大指端内侧也""中冲，手中指之端也"
"商阳，大指次指之端也""关冲者，手小指次指之端也""少泽，小指之端
也""隐白者，足大趾之端内侧也""大敦者，足大趾之端，及三毛之中也"
"涌泉者足心也""厉兑者，足大趾内次趾之端也""窍阴者，足小趾次趾之
端""至阴者，足小趾之端"。

《灵枢·本输》对所有的井穴描述的都是大致部位，没有精确的定位。

（二）荥穴

《灵枢·本输》："鱼际者，手鱼也""劳宫掌中中指本节之内间也""溜
于本节之前二间，为荥""液门，小指次指之间也""前谷，在手外廉本节前
陷者中也""然谷，然骨之下者也""大都，本节之后下陷者之中也""陷谷
者，上中指内间上行二寸陷者中也""侠溪，足小趾次趾之间也""通谷，本
节之前外侧也""内庭，次趾外间也"。

与井穴一样，荥穴也全部是大致定位，没有精确定位，并且还有触诊的描
述。比如"然谷，然骨之下者也"就是先触及然骨，然后往下摸。"侠溪，足
小趾次趾之间也"就是在小趾、次趾之间触诊。

（三）输穴

《灵枢·本输》："太渊，鱼后一寸陷者中也""大陵，掌后两骨之间方下
者也""注于本节之后三间""中渚，本节之后陷者中也""太白，腕骨之下
也""后溪者，在手外侧本节之后也""太溪，内踝之后跟骨之上陷中者也"
"太冲，行间上二寸陷者之中也""束骨，本节之后陷者中也""陷谷者，上中
指内间上行二寸陷者中也""临泣，上行一寸半，陷者中也"。

与井穴、荥穴一样，输穴也是大致定位，没有精确定位，并且有更多触诊
的描述。比如："临泣，上行一寸半，陷者中也"，"上行"就是往上摸。"太
溪，内踝之后跟骨之上陷中者也"就是从内踝往后摸，从跟骨往上摸，两者
交叉的凹陷之中。很明显，跟骨需要触诊才能确定其边缘，而确定其边缘才能
知道"跟骨之上"。触诊是确定穴位必不可少的步骤。

（四）经穴

《灵枢·本输》："经渠寸口中也""支沟，上腕三寸两骨之间陷者中也"
"阳谷，在锐骨之下陷者中也""阳溪，在两筋间陷者中也""中封，内踝之前

一寸半，陷者之中，使逆则宛，使和则通，摇足而得之""复溜，上内踝二寸，动而不休""昆仑，在外踝之后，跟骨之上""商丘，内踝之下陷者之中也""阳辅，外踝之上辅骨之前及绝骨之端也""解溪，上冲阳一寸半陷者中也"。

在经穴的描述中，也全是描述大致定位，且有更多的触诊内容。比如"昆仑，在外踝之后，跟骨之上"，就是从外踝往后摸，从跟骨往上摸。"摇足而得之""动而不休"，显然是触诊获得的信息。没有触诊，这些穴位是不能定位的。

（五）合穴

《灵枢·本输》："尺泽肘中之动脉也""曲泽，肘内廉下陷者之中也，屈而得之""曲泉辅骨之下，大筋之上也，屈膝而得之""阴之陵泉，辅骨之下陷者之中也，伸而得之""阴谷，辅骨之后，大筋之下，小筋之上也，按之应手，屈膝而得之""委中，腘中央，为合，委而取之""阳之陵泉，在膝外陷者中也，为合，伸而得之""下陵，膝下三寸胻骨外三里也""天井，在肘外大骨之上陷者中也，为合，屈肘而得之""小海，在肘内大骨之外，去端半寸，陷者中也，伸臂而得之""入于曲池，在肘外辅骨陷者中，屈臂而得之"。

"按之应手""肘中之动脉"显然是触诊的内容。与其他五输穴不同的是，合穴的定位，还需要特定的体位："屈而得之""屈膝而得之""伸而得之""委而取之""屈肘而得之""伸臂而得之"等，都有非常明确的体位要求。古人知道这样穴位定位更准确，治疗更有效，只是不知道其中的道理。从这些穴位屈伸的要求，可总结为：关节附近的穴位，根据它与关节轴线的关系，确定取穴的屈伸。在关节轴线屈侧的穴位，在关节屈曲的体位下取穴；在关节轴线伸侧的穴位，在关节伸直的体位下取穴。这个规律不只适用于肘膝关节附近的合穴，也适用于其他所有跨关节的穴位，只不过是体位对疗效的大小有差异而已。

合穴取穴有体位要求，几千年来没有理论能够解释它，下面首次用 C 神经网络对它进行理论阐释。

由于传入 C 神经纤维最细（没有髓鞘），其他传入神经纤维都比它粗。根据阀门机制，C 神经纤维的信号能够被任何其他种类的传入纤维的信号阻断。要激活 C 神经通路，就要尽量减少其他传入神经的信号。A-β 类神经纤维感受压力、张力、肌肉长度等刺激。在局部放松的情况下，这些信号就减少了。合穴取穴时的屈伸体位，就是使穴位所在组织处于缩短放松的状态。这样，穴位所在组织的张力就降低了。张力降低的情况下，A-β 类神经感受器就处于失活状态，A-β 神经通路的神经冲动信号就大大减少，它对传入 C 神经纤维通路的阻断作用就大大减少，即打开了 C 神经网络通路。在 C 神经网络通路开放的情况下，无论是触诊，还是治疗，其信号传入到中枢功能区的效率都大大增加。例如，屈膝的情况下，腿后面的肌肉、筋膜等组织处于放松状态，A-β 传入神经信号减少，对传入 C 神经通路的阻断作用减弱，C 神经通路开放，痛阈降低，按压时疼痛更明显。

体位对 C 神经通路的影响是普遍的规律。合穴都在肘、膝关节附近，其肌肉、软组织跨过关节，所以在屈伸不同的体位下，软组织的张力变化大，C 神经通路开闭程度变化更大，所以对压痛的影响更大。除了合穴，全身其他部位的触诊也受体位的影响，只是程度不同而已。比如颈部关节活动度大，颈部穴位的治疗效果受体位的影响也大。

二、背　俞　穴

《灵枢·背腧》"黄帝问于岐伯曰：愿闻五藏之腧，出于背者。岐伯曰：背中大俞，在杼骨之端，肺俞在三焦之间，心俞在五焦之间，膈俞在七焦之间，肝俞在九焦之间，脾俞在十一焦之间，肾俞在十四焦之间。皆挟脊相去三寸所，则欲得而验之，按其处，应在中，而痛解，乃其俞也"。

与五输穴的定位方法一致，背俞也需要通过触诊来定位。"则欲得而验之，按其处，应在中，而痛解，乃其俞也"。这段话讲得非常明确，通过触诊，观察其功能效应，从而确定背俞穴的定位。

三、以 痛 为 输

《灵枢·经筋》在描述每条经筋的走行之后，都明确说"治在燔针劫刺，以知为数，以痛为输"。以痛为输，是与五输穴、背俞穴、四海之输不同的概念，它要求定位准确，但没有固定的部位，完全依赖触诊来定位。痛既可以是症状，包括得气、循经感传等感觉；也可以是体征，比如穴位及附近的组织的软硬，有无结节、条索状物、压痛等。"以痛为输"就是以疼痛的症状或体征来确定针刺部位。

以痛为输，是指导针刺的一个非常重要的概念。《灵枢·本输》《灵枢·背腧》在阐述五输、背俞时，强调的是穴位的大致部位。而在《灵枢·经筋》强调的是痛觉，即"以知为数，以痛为输"。如果将这些篇章中的内容结合起来，可以理解为穴位要通过触诊来定位，定位时以压痛的部位为穴位。这就是说，穴位并不是绝对固定不变的，而是一个动态的，随着病理变化而变化的概念。这样，穴位的概念，就与现代神经科学中疼痛敏化的概念非常接近。疼痛敏化的概念有助于对"以痛为输"的深刻理解，而"以痛为输"有助于将疼痛敏化的概念运用于临床。在从中西医两个不同的视角来审视疼痛这一概念时，会取得从任一单独的角度达不到的高度。

在阐述疼痛的敏化这一概念时，必然要阐述疼痛的阈值这一概念。压痛，就是在一定的压强下产生疼痛的感觉。痛阈是指引起痛觉的最低压强。痛阈的高低反应机体的疼痛敏感性。疼痛的敏感性是近 30 年神经科学研究进展获得广泛共识的一个概念。痛阈可以通过仪器（algometer）来测量，也可以通过指压来判断。有研究证明，有经验的临床医生可以有效地通过指压来判断压痛点[2]。

正常情况下，不管是穴位还是非穴位，其敏感性都在正常范围，穴位与非穴位的痛阈没有显著差异；但在针刺时，穴位比非穴位区域痛阈增加更多[3-4]。这说明：①穴位疼痛敏感性的变化是针刺的效应；②这种疼痛敏感性的变化并不是穴位所特有的。穴位与非穴位的区别在于，针刺条件下，穴位疼痛的敏感性变化更大。因此，穴位与非穴位的区别是量的差异，而不是质的差异。在设计假针灸组时，假定针刺非穴位组是无效组是不符合事实的。

在病理条件下，某些特定的穴位比非穴位区域痛阈更低[5]。这就说明，疼痛敏感性的变化可以反映病理变化。

从这些研究结果可以看出"以痛为输"，即根据疼痛的敏感性来定位针刺部位的合理性：疼痛的部位是反映病理变化的，通过针刺可以改变疼痛的敏感性，使降低的痛阈恢复正常。

临床上，五输穴敏化程度比其他部位更高，出现敏化的频率比其他部位更大。"《内经》中四时刺法、补泻刺法，以及外经病而关乎到腧穴者，皆在本俞"[6]。虽然"以痛为输"只出现在《灵枢·经筋》中，但根据疼痛的敏感性来确定针刺部位也适合五输、背俞和四海之输。因为五输、背俞和四海之输是需要通过触诊来确定的，而压痛反映疼痛的敏感性，是触诊的主要内容之一。

疼痛的敏化是人体在进化过程中形成的一种普遍的保护机制。在感受到有害刺激时，人体会马上产生反射避开损害源，并且调整行为避免再次接触这种有害刺激。如果有害刺激很强烈，机体会增强疼痛信号系统的敏感性，这样可以更加灵敏地感知这种刺激，从而避开这种刺激，保护机体。这种敏感性增加（即敏化）包括周围敏化和中枢敏化。周围敏化是指周围组织中的高阈值神经（C 神经纤维末梢）暴露于炎症介质或损伤组织引起的疼痛阈值降低，疼痛反应增强。它需要周围组织病理变化维持其存在。中枢敏化是指因为细胞膜兴奋性增加，突触效能增强和抑制性减弱导致的疼痛神经元和神经通路功能增强，是神经系统在过度活动、炎症、神经损伤的情况下产生的神经可塑性改变。这是一个促进、增强、放大、扩大的状态，与疼痛超敏性在时间、空间、阈值的变化有关[7]。

疼痛的敏化涉及以下几个概念：

1. 高敏性疼痛　在正常情况下会产生疼痛的信号，经过神经系统放大后，机体感受到比正常情况下更剧烈的疼痛。

2. 误感性疼痛　非疼痛性刺激，比如触觉，在中枢敏化的情况下产生的痛觉。

3. 自发性疼痛　在没有外界刺激下机体感受到的疼痛，由异位活动或后放电引起。异位活动：伤害感受器或其他疼痛通路神经在没有刺激的情况下产生动作电位。后放电：受刺激后持续放电。

动物实验研究显示，中枢敏化由 C 神经纤维受到有害刺激引起，而 A 神经纤维却不会引起[8]。C 神经纤维受刺激引起痛觉信号系统多个节点发生可塑性变化，包括脊髓核、杏仁核、丘脑、前扣带皮层、导管周围灰质、上丘、前额叶皮层等。C 神经纤维传入的拱门脊髓丘脑通路和古脊髓丘脑通路都属于多突触弥散性上传通路，途中有分支到达中枢神经系统多个功能区。这些解剖结构参与了中枢敏化的发生。

敏化的部位痛阈更低，刺激这些部位可以通过 C 神经通路产生治疗作用。这就是压痛点、痛点、激痛点、扳机点、反射点、反应点（良性点、阴性点、阳性点）、阿是穴、经外奇穴、有效点、治疗点、天应点、天应穴等治疗疾病的共同机制。为了理清多个名称产生的混乱，将它们统一称为敏化点，或敏腧。敏化点周围组织的敏感性也比其他组织高，称为敏化区。这样，大片的区域称为敏化区，敏化区中最敏感的小区域称为敏化点。敏化的 C 神经通路是敏化点产生的共同神经机制。敏化可以有几种情况，常见的包括温度（冷敏、热敏）、压力（压痛点、激痛点），化学物质（过敏性化学物质）。其他情况包括光、震动、声波等。由于雷马克束内 C 神经纤维之间的电信号可以互相传递，有些敏化点刺激后会产生感传现象，即从局部向远处传导，现代医学称为牵涉痛，中医称为循经感传。

当我们将以痛为输的概念与传入 C 神经网络联系起来时，就与 C 神经网络模型联系起来。五输、背俞、四海之输、标腧、敏腧的敏化，都是因为传入 C 神经纤维通路的敏感性增加。在体检时，要找到敏化的区域，通过针灸，将刺激信号传入到大脑功能区，然后由大脑功能区传出调节性指令，恢复机体的平衡，从而取到治疗作用。通过敏化的传入 C 神经通路，比通过没有敏化的传入 C 神经通路，在相同的刺激条件下，向大脑中枢输入的信息量更大，因此起到的治疗效果更好。

总之，以痛为输，是一个简洁而又有深刻科学道理的概念。它产生于针至病所的针灸实践中，依赖于触诊才能精确定位针刺部位。在 C 神经网络模型中，以痛为输的概念完全保留，不做任何更改，并将它的使用范围从经筋病扩展到五体病变，即皮、脉、筋、肉、骨所分布的敏化的传入 C 神经纤维，既是触诊探寻的目标，也是治疗要到达的病所。五体刺法，由针至病所的刺法，引申到经络腧穴的五体刺法，到 C 神经网络模型的五体刺法。在 C 神经网络模型的五体刺法中，在诊断上要找到敏化的传入 C 神经纤维所在的五体，在治疗上要达到敏化传入 C 神经纤维所在的五体。敏化的传入 C 神经的五体，在触诊时表现为该组织痛阈的降低，即压痛。

第 3 节　穴位的概念

目前对穴位的理解有偏差，造成混乱。比如研究设计假针灸组的问题，其假设是只有针灸在穴位上才有效，不在穴位上就没有效。这种假设已经被很多临床研究结果否定。实际上，从《黄帝内经》开始，穴位的含义就有多样性，并不只局限于五输、背俞、四海之输。《黄帝内经》以后命名了很多新的穴位，在十二正经上，称为经穴，大多数没有远治作用，在治疗上的意义与有远治作用的五输、背俞、四海之输是不同的。近代以来，又出现了很多新的穴位名称，比如痛点、压痛点、反射点、反应点（良性点、阴性点、阳性点）、有效点、治疗点、扳机点、激痛点、激活点、天应点等，这样很容易造成交流上的混乱与偏差。因此，对穴位的概念、分类进行统一规范，是很有必要的工作。现在 C 神经网络模型为基础，将穴位的概念整理归类如下。

一、穴位的定义

穴位是指能够接受针灸、手法、拔罐等治疗所产生的刺激，转化成神经电信号，通过传入 C 神经网络传递到中枢功能区，通过功能区分析后，传出功能调整的信号，从而产生治疗作用的部位。

在经典穴位附近的针刺点被命名为新的穴位的情况很多，比如环跳穴附近有新环跳、环跳 1、中跳、新环跳 1[9]。这种情况的出现，实际上是因为对穴位概念的误解所致（认为穴位的位置是绝对固定不变的）。这样的命名方法推广下去，会产生无穷无尽的新的穴位，在交流上造成困难。实际上是没有必要的。如前所述，五输、背俞、四海之输的定位都不是固定不变的，它们的定位只是相对固定的位置，精确定位需要通过触诊来确定。只要纠正对穴位概念的误解，恢复触诊这一程序，就可以精确定位针刺部位和方向，没有必要命名新的穴位，也没有必要记忆这些新的穴位。

二、本腧的定义

五输、背俞、四海之输的共同特点是它们有相对固定的部位，有确定的远治功能。将有相对固定的部位，有确定的远治功能的穴位定义为本腧，以区别于其他类型的穴位，指导临床实践。以后出现新的针刺点，经过大量实践后，能够满足本腧定义的，都可以归入本腧。这样，本腧的概念就可以容纳新的针灸实践的成果。比如奇穴，有固定的部位，如果有确定的远治功能，应该归于本腧。当然，奇穴需要反复实践，确定满足本腧的定义，才能归入本腧。不能随意化、泛化。

本腧的定义是以 C 神经网络的邻近连接为解剖基础的功能定义，因而是功能与解剖的结合体。

三、标腧的定义

具有相对固定的位置，只有局部治疗作用，没有远治功能的穴位，称为标腧。所有的穴位都有局部治疗作用，因此标腧的意义在于标志经络的走行位置。《黄帝内经》以后命名的很多穴位属于标腧。标腧是以 C 神经网络及其连接的脑功能区为基础的，也是一个解剖与功能的结合体。标腧没有固定的远治功能，即没有固定的与远端组织的 C 神经网络的邻接联系，因而与本腧具有实质的差异。

四、敏腧的定义

没有相对固定部位，没有确定的治疗功能，只是在特定病理条件下才有治疗功能的穴位，称为敏腧，也叫敏化点。敏化点是机体损伤后修复过程中的一种普遍神经机制，是在进化中形成并保留下来的，对机体生命的存活具有重要意义的机制。《灵枢·经筋》"以痛为输"的神经机制就在于此。以敏化点代替痛点、压痛点、反射点、反应点（良性点、阴性点、阳性点）、有效点、治疗点、扳机点、激痛点、激活点、天应点等等，有利于临床工作者之间的交流，有利于临床与基础工作者之间的交流。阿是穴没有固定的部位，没有确定的主治功能，只是在特定病理条件下出现敏化的小区域，因此应该归于敏腧。敏腧是以病理变化的存在为前提的，即它所在组织的传入 C 神经网络的敏化为解剖基础的。敏腧与标腧的区别在于，敏腧没有固定的位置，不标志经络的循行路线。因为经络的循行路线并不是神经信号的走行路线，所以敏腧与标腧的区别并不是实质上的差异。敏腧概念的提出和使用，有利于满足临床复杂多样的变化的需求。

参 考 文 献

［1］黄龙祥，黄幼民. 针灸腧穴通考［M］. 北京：人民卫生出版社 . 2011：1390.

［2］Jacobs JW, Geenen R, van der Heide A, et al. Are tender point scores assessed by manual palpation in fibromyalgia reliable? An investigation into the variance of tender point scores ［J］. Scand J Rheumatol, 1995, 24（4）：243-247.

［3］ Jöhren P, Drong I, Jackowski J, et al. Experimental algesimetric study of the hypoalgesic effect of body acupuncture［J］. Mund Kiefer Gesichtschir, 2001, 5（2）: 136-140.

［4］ Farber PL, Tachibana A, Campiglia HM. Increased pain threshold following electroacupuncture: analgesia is induced mainly in meridian acupuncture points［J］. Acupunct Electrother Res, 1997, 22（2）: 109-117.

［5］ Chae Y, Kim HY, Lee HJ, et al. The alteration of pain sensitivity at disease-specific acupuncture points in premenstrual syndrome［J］. J Physiol Sci, 2007, 57（2）: 115-119.

［6］ 黄龙祥. 经脉理论还原与重构大纲［M］. 北京：人民卫生出版社，2016：112.

［7］ Latremoliere A, Woolf CJ. Central sensitization: a generator of pain hypersensitivity by central neural plasticity［J］. J Pain, 2009, 10（9）: 895-926. doi: 10.1016/j.jpain.2009.06.012

［8］ Woolf CJ, Thompson SW, King AE. Prolonged primary afferent induced alterations in dorsal horn neurones, an intracellular analysis in vivo and in vitro［J］. J Physiol（Paris），1988, 83（3）: 255-266.

［9］ 黄龙祥，黄幼民. 针灸腧穴通考［M］. 北京：人民卫生出版社，2011：1067-1082.

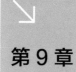

第9章

触诊与经络辨证

第1节　触诊被忽视的现状

在针至病所的实践中，触诊是针刺必不可少的步骤。《灵枢·本输》《灵枢·背腧》在阐述五输、背俞时，描述的是穴位的大致部位。因为在内经时代，针至病所的刺法仍然在鼎盛时期，所以触诊仍然是针刺必不可少的步骤。后来随着脉法的发展，从标本诊法，到三部九候，到人迎寸口，到寸口脉法，触诊的部位越来越少，触诊的重要性越来越被忽视。根据我对《中医诊断学》[1]中脉诊和按诊的字数统计，脉诊用了8618字，而触诊只有2899字，其中按腧穴只有206字。从教科书对触诊的忽视，可以看到当前针灸对触诊忽视的现状。

《中医诊断学》[1]在讲述经络辨证中十二经脉病症这部分时，根本就没有触诊的内容。触诊是经络辨证的关键部分，没有触诊的经络辨证是不全面、不精确的，因为触诊可以收集到精确的、对治疗至关重要的信息，比如敏化点所在的五体组织的定位、硬结、肌肉软硬、体温高低、皮肤的干湿等，这些信息定位清楚，可靠程度高。五体的触诊的鉴别是运用五体刺法的前提。收集不到这样的信息，会直接影响临床疗效。触诊的缺失是当前针灸实践的重大遗憾。一个例子就是干针。干针就是针刺到激痛点的一种刺法，是五体刺法的一种。这种刺法要求通过触诊准确定位激痛点，然后针刺到激痛点里面。当西医用简单的触诊而诊断激痛点（《黄帝内经》时代就运用了），用针刺治疗，以循证医学的方法证明它的疗效，而我们针灸人士对此关注不多。直到干针不断推广，甚至声称"干针不是针灸"的时候，才开始重视。对这件事应该深刻反省，为什么丢失了触诊？五体刺法是高度依赖于触诊的方法，触诊的丢失意味着五体刺法的丢失。如果我们还不反省，我们的皮针、筋针、脉针、骨针，是不是也会被西医以另外一种模型（从解剖到功能）发现，重复干针的故事？据我所知，很多针灸师没有触诊，通过脏腑辨证判断某种病症，然后按辨证开出针灸处方，照方针刺。除了脉诊以外，很多人连揣穴的程序都没有。这样如何能够做到"气至而有效，效之信，若风之吹云，明乎若见苍天，刺之道毕矣"（《灵枢·九针十二原》）？针灸是一种立即见效、立竿见影的治疗方法。在横向、纵向循经疗法中，精确的触诊是提高经络辨证准确性的关键。

第2节　五体触诊

四诊能够收集到不同的信息，不能相互代替。在上一章已经论述，触诊是精确定位针刺部位的必须步骤。触诊作为四诊的一部分，其独特性在于能够发现望、闻、问三诊所不能获得的信息。触诊能够发现病位，其定位的准确性在四诊中是最高的。

这里讲的五体触诊，是通过触摸皮肤、脉、筋、肉、骨，找到敏化传入 C 神经感受器所在的五体组织，寻找针刺的最佳进针部位和方法。

一、五体触诊的意义

五体刺法是对针至病所刺法的高度概括。古人已经知道，内脏不能针刺，所以没有内脏的刺法。在转变为经络腧穴的五体刺法后，针刺到达的部位仍然是五体。所谓"针至病所"中的病所，就是病位。有病变的五体就是病所，就是针刺应该到达的部位。所以，找到病变的五体定位，能够直接指导针刺的部位和方向。五体触诊在探寻和鉴别病变五体组织方面，具有望、闻、问及脉诊（寸口脉法）所不具有的优势，即定位的精确性。

为什么要判断病变的五体呢？实质上，病变的五体，就是敏化的传入 C 神经网络通路的感受器所在的五体组织。因为找到病变的五体，就可以通过刺激它，激活敏化的传入 C 神经网络通路，高效地将信号传入到脑功能区，从而调节机体的功能。

在 C 神经网络模型中，产生损伤时，机体会产生 C 神经网络通路敏感性变化。不同亚型的传入 C 神经网络，其表现不同。

（一）痛阈的降低

痛阈的降低在前面已经详细阐述，即"以知为要，以痛为输"概念的神经机制。痛阈的降低是因为机械性传入 C 神经网络通路发生敏化，从而在触诊时表现为压痛。

（二）对冷热刺激阈值的降低

在相同的温度下，有的人会觉得冷，有的人会觉得热，这是因为不同的人对冷热刺激的阈值不同导致的。在望、问诊中可以获得冷热阈值的信息，可以大致定位。比如，脚冷、手冷、背冷、腹部冷等，但这些并没有精确定位。通过触诊，可以获得更详细的部位冷热的阈值。冷热阈值的变化，是因为温度传入 C 神经网络通路敏化（A-δ 神经通路也参与，本书不详细讨论）。这种患者，采用温度性刺激，比如艾灸，可能更有针对性。因为温度性和机械性传入 C 神经纤维可能并行排列于某些雷马克束中，所以对某些穴位可以采用"透天凉""烧山火"的针刺方法达到温度刺激的效果。

（三）对其他刺激阈值的降低

化学性传入 C 神经纤维在某些病理变化中会出现敏化，如感染性疾病、血糖升高、过敏性疾病等。痒的感觉，提示是化学性传入 C 神经感受器的敏化。对这样的情况，综合四诊的资料非常重要。这样的病人，可能会伴随机械性、温度性传入 C 神经网络通路的敏化，通过触诊可能有帮助；也可能不伴随机械性、温度性传入 C 神经网络通路的敏化，所以触诊获得不了有帮助的信息。

在进行触诊时，要考虑到上述三种不同的情况，从而判断病位。

二、五体触诊与五体鉴别触诊方法

（一）皮肤触诊

对皮肤的触诊的目的，就是要判断敏化的传入 C 神经网络通路感受器所在的皮肤的位置（即病位）及其传入 C 神经感受器的亚型（即病性）。

皮肤分布有机械性、化学性和温度性 C 神经感受器。机械性传入 C 神经通路敏化时，它的感受器所在的皮肤会出现压痛、牵拉痛，或伴随对冷热刺激过度敏感。温度性传入 C 神经通路敏化时，它的感受器所在的皮肤会出现对冷热刺激过度敏感，或伴随压痛、牵拉痛。化学性传入 C 神经通路敏化时，出现对相应的化学物质过敏，可以出现痒感，或伴随牵拉痛，或对冷热刺激过度敏感。

对皮肤的触诊方法有按压、捻提、捻提滚动等方法。在肌肉、筋膜、血脉、骨膜的机械性传入 C 神经纤维敏化，也可以出现压痛，根据它们解剖深浅的不同，需要的压力也不同。一般来说，越表浅的部位，需要的压强越小；越深的部位，需要的压强越大。皮肤处于最表浅的部位，所以只要轻轻按压就可以。但是，当其痛阈降低不多时，轻轻按压可能不会引起疼痛，从而漏诊。这种情况需要捻提、捻提滚动等方法进行鉴别。捻提、捻提滚动的方法主要刺激皮肤，所以鉴别意义比较大。除了压痛外，还要体会皮肤的质地、弹性、结节、温度等内容，并与其他部位的皮肤（包括对侧对称部位的皮肤）进行对比。与正常不同的，就是病变。

除了用手触诊外，也可以用不同温度的工具进行触诊，比如在两侧对称部位用相同温度的冷水进行刺激，让患者判断哪侧更冷。可以将几个相同的容器盛水放入 4℃、−20℃ 冰箱和特定温度的温箱中，在需要检查时拿出来就可以用来提供不同温度的刺激了。

对于化学性 C 神经感受器，则需要用相应的化学物质进行刺激，这在变态反应科、呼吸科医生运用比较多，其他科医生运用比较少。触诊对化学性、温度性 C 神经感受器也有用，因为部分 C 神经感受器是宽谱型感受器，对机械刺激也敏感。

对于发现的皮下结节，要判断它与当前病症的联系。在痛症中出现的痛性结节，为活性结节；而无痛性结节，为非活性结节。活性结节比非活性结节与痛症的关系更密切，治疗上应该更注重活性结节。在非痛症中的痛性结节是活性结节；无痛性结节也可能是活性结节（与痛症有所不同）。对皮下结节，应该与淋巴结区别。淋巴结出现在机体特定的部位，如颌下、腋下、腹股沟等。

皮肤与远端脏腑组织通过十二正经发生联系，所以在触诊时，需要在相应经络分布的皮肤进行触诊，寻找敏化程度最高的传入 C 神经纤维感受器所在的皮肤。

（二）血脉的触诊

对血脉触诊的目标是发现敏化的传入 C 神经通路感受器所在的血脉部位（即病位）及其传入 C 神经感受器的亚型（即病性）。

血脉也分布有机械性、化学性和温度性 C 神经感受器。血脉有动脉、静脉及大小、深浅的不同，触诊方法也不同。微小的血脉分布于皮肤，属于皮肤的一部分，其触诊与皮肤的触诊相同。静脉出现压痛时，要注意是否有血栓。静脉血栓是非常危险的情况，需要做多普勒超声排除。动脉具有搏动，分布表浅的动脉容易触诊，分布很深的动脉触诊困难。

动脉的触诊，包括强弱、节律、疼痛等。搏动性疼痛是源于动脉的特征，有三种情况：①在按压动脉时才出现搏动性疼痛；②活动和按压时出现搏动性疼痛；③静止、活动和按压时都出现搏动性疼痛。这三种情况提示动脉病变的程度是不同的，①、②、③情况由轻到重。在比较搏动的强弱时，需要将患侧与健侧对应部位的动脉进行对比；如果两侧都有病变，则需要将下肢与上肢对比。与正常部位搏动不同的就是病变。也可以通过测量血压，与正常部位比较，来判断病变部位。

如何鉴别动脉与其他组织的病变呢？在表浅的动脉的表面是皮肤，在皮肤有压痛时，因为动脉搏动产生的对皮肤压力大小的变化，也可以产生搏动性疼痛。在鉴别时，可以将皮肤捻起，看皮肤是否有疼痛。如果没有疼痛，就排除皮肤的问题，属于动脉引起。如果皮肤有疼痛，则捻起邻近的皮肤；如果没有疼痛，则将该皮肤移动到动脉上按压；如果还有搏动性疼痛，则是动脉引起；如果没有疼痛，则不是动脉引起。还可以通过按压近段动脉，阻断血流，看搏动性疼痛是否消失，来证实动脉源性疼痛。注意按压时间不要太长，以免造成组织缺血。

理论上，全身能够触及的动脉都是触诊的对象。临床上，更注重穴位附近的动脉，因为这里动脉的传入 C 神经纤维与远端组织器官通过邻近连接产生远端联系，可以治疗远端组织的病变。穴位附近的动脉也更容易敏化，特别是五输穴附近的动脉。

（三）肌肉的触诊

对肌肉触诊的目标是发现敏化的传入 C 神经通路感受器所在肌肉的部位（即病位）及其传入 C 神经感受器的亚型（即病性）。

肌肉包括肌腹和肌腱两部分。肌腱是常见敏化的位置。肌腱就是肌肉的起始点，熟悉解剖则很容易判断是哪块肌肉。肌肉上主要分布机械性和温度性传入 C 神经感受器。

肌肉的触诊包括压痛、对抗收缩痛、结节、肌肉松紧度（张力）等。在鉴别时，可以通过排除皮肤的病变（上面提到的捻提法），也可以采用对抗收缩的方法。等长阻抗收缩（resistive isometrics contraction）就是让患者收缩该肌肉，由医者提供对抗阻力，使该肌肉收缩但没有产生位置移动。因为没有位置移动，所以减少了非收缩性组织产生疼痛的可能性，因此对肌肉源性疼痛的鉴别意义较大。

肌肉的结节有痛性结节和无痛性结节。痛性结节为活性结节，按压时可能出现牵涉性症状，称为激痛点。无痛性结节为隐性结节。活性和隐性结节都对肌肉的收缩产生不利的作用。

（四）筋膜的触诊

对筋膜触诊的目标是发现敏化的传入 C 神经通路感受器所在筋膜的部位（即病位）及其传入 C 神经感受器的亚型（即病性）。

筋膜包括韧带、深筋膜、关节囊、肌间隔等非收缩性结缔组织。筋膜主要分布机械性和温度性传入 C 神经纤维。

筋膜的触诊包括压痛、结节、筋膜松紧度（张力）等。筋膜主要与肌肉源性疼痛鉴别。肌肉源性疼痛对抗收缩试验阳性，而筋膜为阴性。筋膜的作用为约束，使肌肉、关节维持在正常部位。筋膜的病变使肌肉或关节产生微小错位，从而产生疼痛。

筋膜的结节有痛性结节和无痛性结节。痛性结节为活性结节，按压时可能出现牵涉性症状，称为激痛点。无痛性结节为隐性结节。筋膜活性和隐性结节都对肌肉的收缩产生不利的作用。

（五）骨膜的触诊

对骨膜触诊的目标是发现敏化的传入 C 神经通路感受器所在的骨膜部位（即病位）及其传入 C 神经感受器的亚型（即病性）。

骨膜在五体的最深部，分布有机械性和温度性传入 C 神经纤维，所以针刺骨膜时不要出血，因为血液内的化学物质不会刺激骨膜产生治疗作用。

对骨膜的触诊包括压痛、结节。有些部位只有皮肤、筋膜、骨膜三层组织，有些部位还有肌肉和血管组织。所以根据部位的不同，触诊方法有差异。只有皮肤、筋膜、骨膜三层组织的部位，排除皮肤、筋膜的病变，就是骨膜的病变。排除皮肤病变的方法上面已经阐述。筋膜移动性比较好，骨膜的移动性比较差。因此,鉴别它们的方法,可以用移动筋膜看是否产生疼痛来判断。具体方法是:用适度的压力按压在皮肤上,然后使用与骨面平行的方向推动筋膜,如果产生疼痛,病变在筋膜;如果不产生疼痛,垂直按压有疼痛,则病变在骨膜。

第 3 节　经络辨证纲要

鉴于目前对于触诊及经络辨证的忽视,本人呼吁我们的教科书应该补强这方面的内容,详细阐述触诊方法,促进触诊在实践中的运用,以提高疗效。作为第一步,本人拟以下经络辨证纲要,供各位参照、批评指正。在这个纲要中,纳入了敏化点的概念,将原有的经络辨证内容尽量保留,增加触诊部分。经脉循行部分采用黄龙祥著《经脉理论还原与重构大纲》[2] 关于经脉重整的成果,以减少历史流传、解释过程中出现的错误。

一、手太阴经经络辨证纲要

(一)循行路线

"出大指之端,循鱼际,上鱼,出寸口,循臂内上骨下廉,上肘中,行少阴心主之前,上循［出］臑内,横入腋下,从肺系,属肺,下膈,环循胃口。"摘自《经脉理论还原与重构大纲》233 页。注意:肺经不是从胸走手,而是从手走胸。

(二)症状

"肺胀、咳喘、胸部满闷;缺盆中痛;肩背痛,或肩背寒,少气,洒淅寒热,自汗出,臑或臂内前廉痛,掌中热,小便频数或色变等。"摘自《中医诊断学》[1]。

(三)体征

1. 纵向手太阴经穴位出现敏化　本腧:少商、鱼际、太渊、经渠、列缺、孔最、尺泽、侠白、天府治疗咳嗽、气喘等肺脏病症。少商、鱼际、太渊、经渠、孔最、尺泽治疗咽喉肿痛。

2. 纵向非手太阴经穴位出现敏化　涌泉、然谷、太溪、大钟、丰隆治疗咳嗽、气喘等肺脏病症。

3. 横向经络穴位出现敏化

（1）C$_8$ 脊髓节段穴位：璇玑、俞府、气户、中府、云门、肩中俞治疗咳嗽、气喘等肺脏病症。

（2）T$_1$ 脊髓节段穴位：华盖、彧中、库房、中府、云门、大杼治疗咳嗽、气喘等肺脏病症。

（3）T$_2$ 脊髓节段穴位：紫宫、神藏、屋翳、中府、周荣、风门治疗咳嗽、气喘等肺脏病症。

（4）T$_3$ 脊髓节段穴位：玉堂、灵墟、膺窗、魄户、肺俞、身柱治疗咳嗽、气喘等肺脏病症。

（5）T$_4$ 脊髓节段穴位：膻中、神封、天池、天溪、辄筋、膏肓、厥阴俞治疗咳嗽、气喘等肺脏病症。

（6）T$_5$ 脊髓节段穴位：步廊、乳根、神堂、心俞治疗咳嗽、气喘等肺脏病症。

（7）T$_6$ 脊髓节段穴位：谚譆、灵台治疗咳嗽、气喘等肺脏病症。

二、手阳明经经络辨证纲要

（一）循行路线

"起于大指次指之端，循指上廉，出合谷两骨之间，上入两筋之中，循臂上廉，入肘外廉，上臑前外廉，上肩，出髃骨之前廉，上出于柱骨之会上；其别者，下入缺盆络肺，下膈属大肠；其支[直]者，从缺盆上颈，贯颊，入下齿中，还出夹口，交人中，左之右，右之左，上夹鼻。"摘自《经脉理论还原与重构大纲》232 页。

（二）症状

"齿痛、颈肿；咽喉肿痛，鼻衄，目黄口干；肩臂前侧疼痛；拇、食指疼痛、活动障碍。"摘自《中医诊断学》[1]。

（三）体征

1. 纵向手阳明经穴位出现敏化

（1）本腧：商阳、二间、三间、合谷、温溜、偏历、手三里、曲池治疗面部、口、齿的病症。

（2）标腧：阳溪、温溜、下廉、上廉、臂臑、肩髃、巨骨、天鼎、扶突、口禾髎、迎香治疗局部病症。

2. 横向经络穴位敏化　将手阳明经归属于大肠没有经验事实支持，《灵枢·本输》曰"大肠、小肠皆属于胃"。大肠横向经络见足阳明经部分。

三、足阳明经经络辨证纲要

（一）循行路线

"起于中指内间，其支者，从中指外间至膝下三寸；［其别者，从膝下三寸入络胃；其直者］从中指内间上足跗，循胫外廉，上膝膑中，抵伏兔，以上髀关，入气街中，夹脐上乳内廉，从缺盆循喉咙，上人迎，出大迎；其支者，从大迎循颊车，上耳前，过客主人，循发际，至额颅；［其直者从大迎］循颐后下廉上交承浆，夹口环唇入上齿中，还出循鼻外，旁纳太阳之脉，交频中，之鼻。"摘自《经脉理论还原与重构大纲》229 页。

（二）症状

"壮热、汗出、头痛、颈肿、咽喉肿痛、齿痛，或口角㖞斜，鼻流浊涕；或鼻衄；惊惕狂躁；或消谷善饥，脘腹胀满；或膝腹肿痛，胸乳部、腹股部、下肢外侧、足背、足中趾等多处疼痛，足中趾活动受限。"摘自《中医诊断学》[1]。

（三）体征

1. 纵向足阳明经穴位敏化

（1）本腧：厉兑、内庭、陷谷、冲阳、解溪治疗头面部的病症。丰隆、下巨虚、上巨虚、足三里治疗胃肠道病症。

（2）标腧：梁丘、伏兔、阴市、髀关、气舍、水突、人迎、头维、下关、颊车、大迎、地仓、巨髎、四白、承泣治疗局部病症。

2. 横向经络穴位敏化　将手阳明经和手太阳经分别归入大肠和小肠是没有临床经验事实依据的，《灵枢·本输》曰"大肠、小肠皆属于胃"，与临床经验事实是吻合的。因此，将具有治疗便秘、腹痛、腹胀、肠鸣、泄泻功能在躯干的穴位归入胃经横向经络。

（1）T_6 脊髓节段：期门治疗便秘、腹痛、腹胀、肠鸣、泄泻等病症。

（2）T_7 脊髓节段：幽门、承满、巨阙、上脘治疗便秘、腹痛、腹胀、肠鸣、泄泻等病症。

（3）T_8 脊髓节段：承满、梁门、阴都、腹通谷、中脘、上脘、关门、太乙、建里治疗便秘、腹痛、腹胀、肠鸣、泄泻等病症。

（4）T$_9$脊髓节段：关门、太乙、魂门、滑肉门、商曲、下脘、建里、石关治疗便秘、腹痛、腹胀、肠鸣、泄泻等病症。

（5）T$_{10}$脊髓节段：滑肉门、天枢、阳纲、肓俞、商曲、石关、腹哀、外陵、中注、气海、阴交、神阙、水分、大横治疗便秘、腹痛、腹胀、肠鸣、泄泻等病症。

（6）T$_{11}$脊髓节段：外陵、大巨、脾俞、意舍、四满、中注、关元、石门、大横、气海、章门、脊中治疗便秘、腹痛、腹胀、肠鸣、泄泻等病症。

（7）T$_{12}$脊髓节段：胃俞、胃仓、气穴、大横、腹结、京门治疗便秘、腹痛、腹胀、肠鸣、泄泻等病症。

（8）L$_1$脊髓节段：三焦俞、肓门、腹结、府舍、悬枢、冲门治疗便秘、腹痛、腹胀、肠鸣、泄泻等病症。

（9）L$_{2~5}$脊髓节段：带脉、大肠俞、关元俞治疗便秘、腹痛、腹胀、肠鸣、泄泻等病症。

（10）S$_{2~4}$脊髓节段：长强、膀胱俞、胞肓、中膂俞、中髎、秩边、下髎治疗便秘、腹痛、腹胀、肠鸣、泄泻等病症。

四、足太阴经经络辨证纲要

（一）循行路线

"起于大指之端，循指内侧白肉际，过核骨后，上内踝前廉，上腨内，循胫骨后，交出厥阴之前，上膝，［出］股内前廉，入腹属脾络胃，上膈，夹咽，连舌本，散舌下。"摘自《经脉理论还原与重构大纲》229 页。

（二）症状

"舌本强、食则呕、胃脘痛、腹胀善噫，得后与气则快然如衰，身体皆重。"摘自《中医诊断学》[1]。

（三）体征

1. 纵向足太阴经穴位敏化

（1）本腧：隐白、太白、公孙、商丘、三阴交、漏谷、地机、阴陵泉治疗脾胃的病症。隐白、三阴交、漏谷、地机、阴陵泉、血海、箕门治疗妇科、前阴病症。血海治疗皮肤病症。

117

（2）标腧：冲门治疗局部病症。

2. 横向经络穴位敏化　中医的脾与现代医学解剖上的脾脏不是一回事，中医的脾脏包括小肠的消化、吸收功能，其交感传入 C 神经进入脊神经（T_{10}~L_2），在脊髓内上行或下行 2~3 脊髓节段。其中胃的交感传入 C 神经通路进入$T_{5~9}$，大肠、小肠的交感传入 C 神经通路进入 T_{10}~L_2，大肠的副交感传入 C 神经纤维进入 $S_{2~4}$。大肠、小肠皆属于胃。所以，脾的横向经络包含在胃的横向经络中。根据小肠的传入 C 神经脊髓节段，将脾的横向经络穴位暂定如下，待以后的考证进一步确定。

（1）T_8脊髓节段：承满、梁门、阴都、腹通谷、中脘、上脘、关门、太乙、建里治疗腹痛、腹胀、腹泻等病症。

（2）T_9脊髓节段：关门、太乙、魂门、滑肉门、商曲、下脘、建里、石关治疗腹痛、腹胀、腹泻等病症。

（3）T_{10}脊髓节段：滑肉门、天枢、阳纲、肓俞、商曲、石关、腹哀、外陵、中注、气海、阴交、神阙、水分、大横治疗腹痛、腹胀、腹泻等病症。

（4）T_{11}脊髓节段：外陵、大巨、脾俞、意舍、四满、中注、关元、石门、大横、气海、章门、脊中治疗腹痛、腹胀、腹泻等病症。

（5）T_{12}脊髓节段：胃俞、胃仓、气穴、大横、腹结、京门治疗腹痛、腹胀、腹泻等病症。

（6）L_1脊髓节段：三焦俞、肓门、腹结、府舍、悬枢、冲门治疗腹痛、腹胀、腹泻等病症。

（7）$L_{2~3}$脊髓节段：带脉治疗腹痛、腹胀、腹泻等病症。

五、手少阴经经络辨证纲要

（一）循行路线

"出小指内侧端，入掌后内廉，抵［出］掌后锐骨之端，循臂内后廉，上肘内，行手太阴、心主之后，上臑内后廉，入腋下，属心系上肺；其支者，从心系夹咽，系目系。"《经脉理论还原与重构大纲》233 页。

（二）症状

"心胸烦闷疼痛、咽干、渴而欲饮、目黄、胁痛、桡臂内侧后缘痛厥，掌中热。"摘自《中医诊断学》[1]。

（三）体征

1. 纵向手少阴经穴位敏化

（1）本腧：少冲、少府、神门、灵道、通里、阴郄、少海治疗心脏病症。

（2）标腧：青灵治疗局部病症。

2. 纵向非手少阴经穴位敏化　侠白、经渠治疗心脏的病症。

3. 横向经络穴位敏化　极泉、膻中、厥阴俞、心俞、督俞治疗心脏的病症。

六、手太阳经经络辨证纲要

（一）循行路线

"起于小指之端，循外侧，上腕，出踝中，直上循臂骨下廉，出肘内侧两筋（骨）之间，上循臑外后廉，出肩解，绕肩胛，交肩上；其别者，入缺盆向腋络心，循咽，下膈，抵胃，属小肠；其支（直）者，从缺盆循颈上颊，至目锐眦，却入耳中；其支者，从目锐眦却入耳中。"《经脉理论还原与重构大纲》231 页。

（二）经络

"临床表现耳聋、目黄、咽痛；肩似拔、臑似折。颈项肩臑肘臂外后廉痛。"摘自《中医诊断学》[1]。

（三）体征

1. 纵向手太阳经穴位敏化

（1）本腧：少泽、前谷、后溪、腕骨、阳谷、养老、支正、小海治疗头项部病症。

（2）标腧：肩贞、臑俞、天宗、秉风、曲垣、肩外俞、天窗、天容、颧髎、听宫治疗局部病症。

2. 横向经络穴位　T_1 脊髓节段：肩中俞治疗胸肺部病症。

七、足太阳经经络辨证纲要

（一）循行路线

"起于小指外侧，循京骨，出外踝之后，上贯踹内，出腘中，〔其别者，从腘中入膀胱，其支者〕，从腘中上循髀外过髀枢，上贯胛至肩髃内侧，〔其直者，从腘中］上贯臀，抵腰中，夹脊上循肩髆内，出项，上巅入脑，其支者，从巅至耳上角，［其直者］，从脑还出上额，至目内眦。"《经脉理论还原与重构大纲》226 页。注意：足太阳经从足走头，不是从头走足。

（二）症状

"发热，恶风寒，鼻塞流涕，头痛，项背强痛；目似脱项如拔，腰似折，（腘）如结，腨如裂；癫痫、狂证、疟疾、痔疮；腰脊、（腘）窝，腓肠肌、足跟和小趾等处疼痛，活动障碍。"摘自《中医诊断学》[1]。

（三）体征

1. 纵向足太阳经穴位敏化

（1）本腧：至阴、足通谷、束骨、京骨、金门、申脉、昆仑、飞扬、仆参、跗阳、承山、承筋、合阳、委中、委阳、殷门治疗头面部病症。仆参、昆仑、跗阳、飞扬、承山、承筋、合阳、委中、委阳、殷门治疗腰骶部组织的病症。至阴穴治疗胎产、前阴等胎产病症。

（2）标腧：天柱、玉枕、络却、通天、承光、五处、曲差、眉冲、攒竹、睛明治疗局部病症。

2. 纵向非足太阳经穴位敏化 大敦、行间、太冲、中封、蠡沟、曲泉、阴包、足五里治疗小便不利、癃闭、尿频、遗尿等膀胱的病症。

3. 横向经络穴位敏化

（1）$C_{2\sim3}$脊髓节段：承光、通天、玉枕、天柱治疗眼鼻的病症。

（2）$T_{10\sim12}$、L_1 脊髓节段：大巨、水道、横骨、京门、曲骨、中极、关元、石门、气海、阴交、神阙、水分治疗小便不利、癃闭、尿频、遗尿等膀胱的病症。

（3）S_1 脊髓节段：会阴治疗小便不利等膀胱的病症。

（4）$S_{1\sim4}$脊髓节段：八髎穴治疗膀胱的病症。

八、足少阴经经络辨证纲要

（一）循行路线

"起于小指之下，斜走足心，出于然谷之下，循内踝之后，别入跟中，以上踹内，出腘内廉，上股内后廉，贯脊，属肾，络膀胱；其直者，从肾上贯肝膈，入肺中，循喉咙，夹舌本。"《经脉理论还原与重构大纲》230 页。

（二）症状

"面黑如漆柴，头晕目眩；气短喘促，咳嗽咯血；饥不欲食，心胸痛，腰脊下肢无力或痿厥，足下热痛；心烦、易惊、善恐、口热舌干，咽肿。"摘自《中医诊断学》[1]。

（三）体征

1. 纵向经络穴位敏化

（1）本腧：涌泉、然谷、太溪、大钟、照海治疗咽喉病症。涌泉、然谷、太溪、照海、大钟、水泉、交信、阴谷治疗前后二阴、妇科病症。三阴交、漏谷、阴陵泉、箕门、大敦、行间、太冲、中封、蠡沟治疗遗精、遗尿、阳痿、早泄等病症。

2. 横向经络穴位敏化

（1）$T_{10} \sim L_1$ 脊髓节段穴位：曲骨、中极、关元、气海、大巨治疗遗精、遗尿、阳痿、早泄等病症。横骨、大赫、气穴、四满治疗子宫、膀胱的病症。

（2）$L_{2\sim4}$脊髓节段穴位：腰阳关、命门可以治疗遗精、遗尿、阳痿、早泄等病症。

（3）$S_{1\sim4}$脊髓节段穴位：会阴、小肠俞、次髎、白环俞治疗遗精、遗尿、阳痿、早泄等病症。

九、手厥阴经经络辨证纲要

（一）循行路线

"出于中指之端，入掌中，上臂行［出］两筋之间，入（出）肘中，行太阴、少阴之间，循臑内，上抵腋下，下腋三寸，循胸入胁，属心。"《经脉理论还原与重构大纲》234 页。

（二）症状

"手心热，臂肘挛急，腋肿，甚则胸胁支满，心烦，心悸，心痛，喜笑不休，面赤目黄等。"摘自《中医诊断学》[1]。

（三）体征

1. 纵向手厥阴经穴位敏化

（1）本腧：中冲、劳宫、大陵、内关、间使、郄门、曲泽治疗心脏的病症。

（2）标腧：天泉治疗局部病症。

2. 横向经络穴位敏化 天池治疗心脏的疾病。手厥阴是从手少阴经分化出来的，两经都治疗心脏病症，所以手厥阴横向经络穴位参照手少阴经部分。

十、手少阳经经络辨证纲要

（一）循行路线

"起于小指次指之端，上出两指之间，循手表腕，出臂外两骨之间，上贯肘，循臑外，上肩，而交出足少阳之后；［其别者］，入缺盆，布膻中，散落心包，下膈，循［遍］属三焦；其［支］者，从膻中上出缺盆，上项系［出］耳后，其支者入耳中；其直者，从耳后直上，出耳上角，循耳前，过客主人前，交颊，至目锐眦。"《经脉理论还原与重构大纲》231~232 页。

（二）症状

耳聋、心胁痛，目锐眦痛，颊部耳后疼痛，咽喉肿痛，汗出，肩肘、前臂痛，小指、食指活动障碍。摘自《中医诊断学》[1]。

（三）体征

1. 纵向经络穴位敏化

（1）本腧：关冲、液门、中渚、外关、支沟、会宗、四渎治疗头面五官的病症。

（2）标腧：阳池、三阳络、天井、清冷渊、消泺、臑会、肩髎、天髎、天牖、翳风、瘛脉、颅息、角孙、耳门、耳和髎、丝竹空治疗局部病症。

2. 横向经络穴位敏化 手太阳经穴位并不治疗小肠的病症，所以将手太阳经归属于小肠是没有经验事实依据的。《灵枢·本输》"大肠、小肠皆属于胃"。小肠的横向经络穴位见足阳明经部分。

十一、足少阳经经络辨证纲要

（一）循行路线

"起于小指次指之间，循足跗上，出外踝之前，直上抵绝骨之端，上辅骨之前，出膝外廉，［其别者，从膝外廉入络胆；其直者，从膝外廉］上循髀阳，入髀厌中，过（出）季胁，循胸上腋，至缺盆；其支者，从缺盆上颈，抵于颅，合于手少阳，上大迎，别锐眦；其直者，从缺盆交手少阳之后，至肩

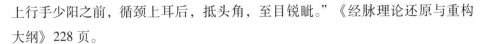

上行手少阳之前，循颈上耳后，抵头角，至目锐眦。"《经脉理论还原与重构大纲》228页。

（二）症状

"口苦、善太息，心胁痛不能转侧，甚则面微有尘，体无膏泽，足外反热。头痛颔痛，缺盆中肿痛，腋下肿，马刀侠瘿，汗出振寒为疟，胸、胁、肋、髀、膝外至胫，绝骨外踝前及诸节皆痛，足小趾、次趾不用。"摘自《中医诊断学》[1]。

（三）体征

1. 纵向经络穴位敏化

（1）本腧：足窍阴、侠溪、地五会、足临泣、丘墟、光明治疗头面、眼、耳的病症。足窍阴、侠溪、地五会、足临泣、丘墟、阳辅、外丘、阳陵泉治疗黄疸、胁痛等病症。阳交治疗咽喉肿痛。风市、环跳治疗腰腿病症。

（2）标腧：膝阳关、中渎治疗局部病症。

2. 横向经络穴位敏化 京门（T$_{12}$）、五枢（L$_{2\sim3}$）、带脉（L$_{2\sim3}$）、维道（L$_{2\sim3}$）、居髎（L$_{4\sim5}$）治疗腰部病症。因为肝胆的传入C神经通路的脊髓节段相同，所以将它们的横向经络穴位治疗黄疸、胁痛部分都放在足厥阴经阐述。

<h2 style="text-align:center">十二、足厥阴经经络辨证纲要</h2>

（一）循行路线

"起于大指从毛之际，上循足跗上廉，去内踝一寸，上踝八寸，交出太阴之后，上腘内廉，循股阴，入毛中，过（环）阴器，抵小腹，夹胃，属肝络胆，上贯膈，布胁肋，循喉咙之后，上入颃颡，连目系，上出额，与督脉会于巅。"《经脉理论还原与重构大纲》230页。

（二）症状

"腰痛不可俯仰，面色晦暗，咽干，胸满、腹泻、呕吐、遗尿或癃闭，疝气或妇女少腹痛。"摘自《中医诊断学》[1]。

（三）体征

1. 纵向经络穴位敏化

本腧：大敦、行间、太冲、中封、蠡沟、中都、曲泉、阴包、足五里、阴廉、急脉治疗前阴、妇科病症。

2. 横向经络穴位敏化

（1）$T_{6\sim10}$脊髓节段：中庭、期门、日月、至阳、中脘、肝俞、胆俞治疗黄疸、胁痛等病症。

（2）$T_{11\sim12}$脊髓节段：脾俞、章门、脊中、意舍治疗黄疸、胁痛等病症。

参 考 文 献

［1］［EB/OL］.［2016-12-25］. http：//www. a-hospital. com/w/中医诊断学.

［2］黄龙祥. 经脉理论还原与重构大纲［M］. 北京：人民卫生出版社，2016.

第 10 章

逆向刺激疗法概要

第 1 节 逆向刺激疗法的相关概念

逆向刺激疗法是根据 C 神经网络通路在四肢的纵向排列和在躯干的横向排列，精确诊断敏化点所在的五体组织，调整体位，有效输入信号到脑中枢，从而调整机体功能的治疗方法。人体的十二正经是纵向排列的，针对它的疗法称为纵向循经疗法；人体躯干的经络是横向排列的，针对它的疗法称为横向循经疗法。采用这个原理的都是逆向刺激疗法，包括针刺、艾灸、手法治疗等。

第 2 节 逆向刺激疗法的基本原则

一、注重触诊

望、闻、问、切都非常重要，但由于当今针灸师对于触诊的严重忽视，本书将注重触诊作为第一原则，以突显它的重要地位。触诊可以获知正常或者异常组织的物理信息，比如软硬、大小、形状、温度、湿度、压痛等。这些信息在临床上是非常重要的。病变的部位要精准定位，不是以患者的描述为准，也不是以穴位测量（比如拇指同身寸的方法）为准，而是以触诊为准。

无论是穴位，还是非穴位，都有可能敏化，但一般来说，穴位敏化的概率和程度比非穴位高。敏化点的精确定位，是触诊最主要的内容。敏化的含义在上一章已经阐述，包括痛阈降低，温度阈值降低，对化学物质反应的阈值降低。触诊主要是寻找并精确定位痛阈降低的组织。五体触诊与鉴别方法在上一章已经阐述。

敏化点的触诊要求精确到最痛的点，并且定位最痛的点在五体的哪一部分。敏化的区域可能比较大，用触诊逐渐缩小其范围。当缩小到一个指腹大小时，应该将手指分别向前后左右倾斜，使压力集中到手指的某一侧，将各侧的压痛进行比较，从而判断最痛的点，这就是敏化点。

二、讲究体位

笔者在做手法时能够立即得到病人的反馈，发现体位对于治疗效果有很大的影响。根据个人的经验，提炼出手法或针刺时体位的原则，并且找到其神经科学解释。由于 C 神经纤维最细（没有髓鞘），其他神经传入纤维都比它粗。根据阀门机制，C 神经纤维的信号能够被任何其他种类的传入纤维的信号阻断。要激活 C 神经通路，就要尽量减少其他传入神经的信号。A-β 类神经纤维感受压力、张力、肌肉长度等刺激，在局部组织放松的情况下，这些受体没有刺激，产生的电信号就减少了。A-β 类神经纤维传入信号减少，对传入 C 神经纤维的阻断作用就减小，C 神经传入通路开放。这种情况下进行针刺或手法治疗，信号容易通过 C 神经传入通路，激活中枢功能区，起到治疗作用。

将这种姿势原理运用临床手法治疗 3 年多后，才注意到《黄帝内经》已经记载了针刺的体位。《灵枢·本输》记载：曲泽、曲泉、委中、尺泽、阴谷、曲池、天井应该在肘膝关节弯曲时取，小海、阴陵泉、阳陵泉应该在肘膝伸直时取。曲泽、曲泉、委中、尺泽、阴谷、曲池、天井在肘膝关节轴曲侧，弯曲时组织处于放松状态；小海、阴陵泉、阳陵泉在肘膝关节轴伸侧，伸直时组织处于放松状态。无论哪一侧，都是使组织处于放松状态，这样，A-β 类神经纤维传入信号减少，对传入 C 神经纤维的阻断作用就减小，C 神经传入通路开放，针刺时传入的信息量增大，治疗效应增加。《灵枢·邪气藏府病形》"黄帝曰：取之奈何？岐伯答曰：取之三里者，低跗取之；巨虚者，举足取之"。意思是足三里要正坐使足跗着地取之，巨虚要举足取之。足三里和上巨虚、下巨虚都在小腿肌肉之间，正坐使足跗着地或举足，肌肉处于放松状态，也是符合上述原理的。

这个原理具有普遍适用性，因为疼痛的阀门机制是普遍适用的。但在机体不同的部位，调整体位使针刺部位放松的程度不同，对跨关节的组织更实用。

各个部位的手法、针法如何采用合适的体位以获取最大的疗效，在第14章详细阐述。

三、同 经 取 穴

同经取穴是指根据敏化点寻找同侧同一条经络的远端穴位附近的敏化点。这是因为在同侧同一条经络中，局部和远端敏化点的 C 神经网络具有邻接联系，两者通向共同的脑功能区，在效果上有协同效应，并且有减轻局部敏化点疼痛的作用，增加病人的耐受性和依从性。所以，具有邻接联系的局部和远端敏化点是同经取穴的关键。但这并不否定对侧取穴可能有效。C 神经纤维从脊髓的两侧都有通路传入中枢功能区，因此，一侧的疾病可以用另一侧的穴位治疗。《灵枢·官针》记载"八曰巨刺，巨刺者，左取右，右取左""十曰阴刺，阴刺者，左右率刺之，以治寒厥"。可见，左右刺法是治疗重症"寒厥"时采用的一种刺法。这种刺法的目的是尽可能地激活从脊髓两侧走行的 C 神经通路，从而最大限度地激活脑功能区。但常见的痛症治疗并不需要左右都刺。

纵向循经疗法采用纵向经络上的敏化点，横向循经疗法采用横向经络上的敏化点。无论哪种疗法，都是同经取穴。

四、以 痛 止 痛

无痛的手法或针法也有效，但是比有痛的方法疗效差，维持时间短。这是由它们的治病机制不同决定的。无痛的手法或针法主要通过疼痛的阀门机制起作用，不必通过中枢神经功能区的调整。这些方法包括舒适轻柔的按摩，无痛的针刺。虽然有作用，但中枢功能区的功能没有明显变化，因而作用不强，疗效也不持久。例外的情况是，皮肤有一种轻触觉 C 神经感受器，在不产生疼痛的情况下可以激活，通过将信号传到脑功能区而发挥作用。激活这种轻触觉 C 神经通路有可能达到与以痛止痛的方法类似的效果。以痛止痛手法或针法反其道而行之，尽量开放阀门机制，通过高效激活中枢功能区，从中枢功能区发出下行性信号，从而起到治疗作用。这种方法激活了中枢功能区（中枢功能区是机体功能平衡的调节中心），因而作用更强、更持久。这是纵向、横向循经疗法的主要机制。在这种机制中，在一定的刺激范围内，有效传入的信号与产生的效应成正比。$E = C \cdot S$。E，effect，就是治疗的疗效；C，coefficient，就是系数，反应中枢功能区的效能，传入、传出神经通路的效率；S，afferent signal，就是传入 C 神经通路的信号量。由于这种量效关系中，传入的是痛觉信号，效应是止痛，所以用以痛止痛概括比较合理。需要指出的是，并不是所有的 C 神经纤维的信号都产生痛觉，比如轻触觉、痒、温度等感觉。$E = C \cdot S$ 公式在一定范围内也是适用的，只是把痛觉刺激改成相应感觉的刺激就可以了。另外，不能为追求最大疗效而无限增大疼痛刺激量。在接近最大疗效后，再增加刺激量并不会明显增加疗效，但会增加刺激产生的局部损伤。每个人对疼痛的耐受能力不同，要根据病人的耐受能力，采取适中的刺激量。

五、立 即 见 效

患者的病程长短不同，情况千差万别，但立即见效是最低标准；无论是纵向循经疗法还是横向循经疗法，不立即见效的就算无效。经络是一种神经机制，神经的传导较快，因而立即见效是可行的、必需的。逆向刺激疗法往往只要几秒钟就可以减轻敏化点的压痛。不能立即见效的病例，往往是因为传入 C 神经通路或中枢功能区功能障碍，不能产生足够的传出信号，所以不能立即产生疗效。这种病例通过激活脑中枢功能后，再使用逆向刺激疗法时，往往可以立即见效。相关方法见第 11 章第 5 节。

六、规 范 治 疗

立即见效不等于立即治愈。立即治愈与否是疾病本身的性质决定的。急性疼痛可能一两次治愈。但慢性疼痛，神经系统往往产生了疼痛记忆，这种记忆并不是一两次治疗能够消除的。消除疼痛记忆需要规范、连续地治疗。对于慢性疼痛，不要因为病人疼痛完全解除了就立即停止治疗，一定要让压痛点、激痛点的压痛完全消除，疼痛记忆消除，才能获得长期疗效。下面阐述疼痛记忆的机制。

疼痛是一种保护机制，在受到严重或持久的损伤后，机体通过增强对疼痛刺激的敏感性而避免再次受伤，因此是一种保护性学习机制，是一种适应性变化。但疼痛程度太强，或疼痛反复发生，则可能使神经系统产生非适应性变化，即产生疼痛记忆。引起疼痛持久化的神经机制总称为疼痛记忆。不要把疼痛记忆和记忆中的疼痛体验混淆。记忆中的疼痛体验是对以往疼痛发生的部位、程度、性质等的回忆，而疼痛记忆是引起疼痛持久化的机制。

对疼痛记忆的研究是过去三十多年进展非常快的领域。1979 Dennis 和 Melzack 报道在切断神经根前对大鼠进行疼痛刺激导致神经病理性疼痛加重，从而提出疼痛记忆概念[1]。1990 年 Katz 和 Melzack 通过对幻肢痛的研究进一步证明疼痛记忆的存在[2]。幻肢痛是指肢体已经被截却仍然感觉该肢体疼痛。这被认为是疼痛记忆存在导致的疼痛，因为该肢体已经不存在，所以不会有周围信号传入。1987 年 Coderre 和 Melzack 指出神经病理性的疼痛记忆几乎肯定存在于周围神经系统[3]。2014 年幻肢痛临床试验支持上述结论。2000 年，Eric R. Kandel 因为研究疼痛记忆的分子机制而获得诺贝尔生理学或医学奖[4]。

长时程强化是相互通信的两个神经元在同时受到刺激和激活的情况下产生长时间通信增强，被认为是学习和记忆的关键分子机制。早期长时程强化与中枢敏化有共同的分子机制，比如突触受体磷酸化，AMPA 受体插入到突触后板薄膜；但长时程强化只是两个神经元之间的通信加强，而中枢敏化还包括神经元胞膜兴奋性增强，疼痛抑制机制减弱。C 神经元所在脊髓后脚，前扣带皮层和杏仁核长时程强化的研究比较深入，被认为是与疼痛记忆有关的关键功能区。

疼痛记忆分三期：

启动期：强烈或持久的有害刺激启动疼痛信号通路中的脊髓后脚神经，产生活动依赖的长时间强化，从而启动疼痛记忆。持续使用或者突然停用阿片类药物也可以启动疼痛记忆机制。

强化期：疼痛记忆启动后得到进一步强化，本期可以持续几小时到几周。这个过程必须有新蛋白质合成。经过强化期，急性疼痛变成慢性疼痛。在强化期采取有效治疗可能完全防止疼痛记忆的形成。

维持期：在维持期，疼痛系统发生特定的功能和形态上的变化，这些变化需要通过某些分子机制得以维持。在维持期，只要比正常情况更低的刺激就可以维持疼痛记忆。在维持期通过适当的治疗可以短暂或永久地消除慢性疼痛。

第 3 节　纵向循经疗法基本程序

一、询问病史

询问病史，了解疼痛的起因、程度、性质、时间、空间范围、疼痛与活动的关系，对于诊断、治疗和预后都有很重要的意义。

（一）疼痛的周围要素

疼痛的周围要素，即疼痛的周围维，比如肌肉、筋膜张力异常、激痛点内高压力、关节内碎片、关节软骨的光滑度、关节的微小错位、关节囊太紧、软组织损伤、水肿、炎症、感染、过度劳累、姿势不当等。

（二）疼痛的中枢要素

疼痛的中枢要素，即疼痛的情感维和意识维，比如患者的睡眠质量、注意力、烦躁、抑郁等情绪状态。应激、精神压力、精神打击、过度劳累等可引起的中枢敏化。需要注意的是，许多因素同时有中枢和周围性成分，比如过度劳累，中枢敏化和局部能量代谢危机同时存在。慢性疼痛常常中枢要素占主导地位。

全面了解疼痛的三维对疼痛的治疗有极其重要的意义。

二、运动检查

包括主动的运动检查，被动的活动度检查，特殊检查等。运动检查重点是要了解病人哪些功能受到了影响，了解加重和减轻疼痛的运动。比如走路、上楼、梳头，等等，这些可能是患者目前主要问题所在，治疗就是要马上解决这些问题。

三、触　　诊

触诊可以辨识敏化区及敏化点。下面介绍触诊的一般程序和方法。

一般根据病史，可以判断敏化区。比如肩痛的患者，很容易在肩部找到敏化区，或在前侧，或在后侧，或在上面，或在下面。如果这几个区域都找不到，则需要往周围胸壁、肩胛、颈项区寻找。熟悉解剖的人，触诊很容易上手；不熟悉解剖的人，建议复习一下解剖的知识，了解关节的结构，肌肉、韧带的起止等。

找到敏化区后，就应该进一步探寻敏化点。先用触诊逐渐缩小敏化区范围。当缩小到一个指腹大小时，应该将手指分别向前后左右倾斜，使压力集中到手指的某一侧，将各侧的压痛进行比较，从而找到敏化点。敏化点触诊的关键是精确定位，可能在敏化点找到硬而痛的结节，可以从米粒、黄豆到豌豆大小，或者更大，也可以为条索状，可以移动。注意，按压力量要由轻到重，不能粗暴（小于 $6kg/cm^2$）。找到敏化点后，需要判断敏化点所在的五体组织，即是在皮、脉、筋、肉、骨的一部分，或几部分。判断了敏化点所在的五体组织，治疗上就有针对性了。五体鉴别触诊在第 9 章第 2 节阐述。

体位对触诊的准确度有影响，特别是比较深的组织的敏化点比较容易漏诊，如果使组织处于松弛的状态下再触诊，更容易发现敏化点。

四、判断病变的经络

根据敏化点所在部位判断病变经络。下面是判断的基本原则：

1. 如果敏化点刚好在某条经络上，那么该条经络即病变经络。

2. 如果敏化点不在任何一条经络上，距离最近的一条或几条经络为病变经络。

3. 如果敏化点正好在几条经络的交汇穴上，病变可以是这几条经络的一条、几条或所有的经络。

4. 在数条经络密集的区域（称为交集区）的敏化点，病变可以是这几条经络或其中某条或几条经络。

5. 对病变经络的判断可以根据同侧同经的五输穴的敏感性证实或否定。如果是横向经络，则可以根据同脊髓节段的远端穴位组织的敏感性证实或否定。

6. 对病变经络的判断可以用纵向或横向循经手法来证实。

如果远端穴位能够减轻敏化点的压痛，那么远端穴位所在的经络就是病变的经络，可以为一条或几条。

患者的疼痛常有几条经络病变引起，应该把每条病变经络都找出来。单独一条经络的病变，只有一条经络上有敏化点，疼痛的范围比较局限；几条经络上有病变，则这几条经络上都有敏化点。

病变的经络表现为该经络支配区域的敏化区、敏化点；当病变沿着经络传变影响到几条经络，则疼痛范围扩大，由局部疼痛扩散为区域甚至全身性疼痛，在多条经络上有敏化点。

五、寻找远端敏化点

远端穴位敏化点的选择原则：

1. 纵向循经疗法远端敏化点　纵向经络的病变，应该在同侧同经的远端寻找敏感点，多为五输穴附近。

2. 横向循经疗法远端敏化点　横向经络的病变，应该在相同或邻近的脊髓节段的远端上寻找敏化点。

六、手 法 操 作

（一）远端敏化点的操作

精确定位穴位最敏感的点，以触诊为准，而不是用教科书方法测量的结果为准。在定位时手指放在穴位上，压力应该由轻到重，仔细体会穴位的质感，条索状、细线状、米粒状、黄豆状组织，如果有，把压力集中到这组织上，问患者是否更痛。通常情况下，这些组织的压痛更敏感。最敏感的点可以在穴位上、下、左、右的位置。找到最敏感的点后，尽可能判断它所在的五体组织。在治疗时，就应该按压或揉最敏感的点。

（二）局部敏化点的操作

调整患者的体位，使敏化点组织处于松弛状态。用手指按压，压力由轻到重，不超过病人的耐受度。根据触诊的结果，向敏化点或穴位最痛点按压，让患者记住疼痛的程度，然后另一手指同时按压远端穴位的最痛点。10秒钟后，问患者敏化点的压痛是否有变。大多数情况下，敏化点压痛立即减轻。这时可以稍稍增加敏化点的压力，轻柔，扩大按压范围，保持远端穴位的压力，继续20~30秒。敏化点如果有硬结，要揉这个硬结。

七、针 刺 操 作

根据触诊的结果，向穴位最敏感的组织部位进针。当针插入到适当深度时，患者会有得气感；得气后，可以行针。如果敏化点、穴位局部有硬结，应该直接将针刺入硬结内。如果硬结只有米粒、黄豆大小，一针就够了；如果硬结有蚕豆大小，应该在中央刺一针，半退出，向前后左右分别进一针。《灵枢·官针》"三曰恢刺。恢刺者，直刺，傍之，举之前后，恢筋急，以治筋痹也"。如果硬结更大，可能需要进第二针、第三针。《灵枢·官针》"四曰齐刺，齐刺者，直入一，傍入二，以治寒气小深者；或曰三刺，三刺者，治痹气小深者也。五曰扬刺，扬刺者，正内一，傍内四，而浮之，以治寒气之博大者

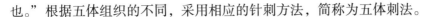
也。"根据五体组织的不同，采用相应的针刺方法，简称为五体刺法。

（一）皮肤针刺

如果针刺皮肤，采用向各个方向平刺。如果是皮下结节，可以以一手拇指和食指捻起皮肤，固定结节，然后向结节刺入。如果是很多的结节，可以将针刺入皮下，使针尖到达较远的部位，然后一手食指感受结节所在部位，另一手向结节刺入。刺完一个后，将针后退，刺入另一个结节。这样，只有一个进针孔可以刺入多个结节。这种方法比较容易出现皮下瘀斑。也可以用短针，对着结节垂直刺，一次进针刺一个结节。这种方法出现瘀斑的概率低一些。皮下出现青斑并不是坏事。有趣的是，出现瘀斑的地方，止痛效果更好。可能是因为血液的成分刺激化学感受器的治疗效应。

（二）血脉针刺

1. 动脉针刺　如果针刺动脉，应该向动脉搏动点进针，到达动脉壁即可，不要穿透动脉。松开手时，可以看到针随着动脉跳动。接着可以捯针，或指甲磨针柄，以增大刺激量。笔者用针刺动脉治疗脚肿痛取得了很好的疗效。

2. 放血疗法　如果针刺毛细血管，用针直接刺入皮肤，使皮肤少量出血即可。如果针刺看得见皮肤的小静脉，用针直接刺入小静脉，少量放血即可。不需要大量出血。也可以从旁边刺入小静脉，产生皮下瘀斑，但不出现出血，也起到放血的治疗效果。

放血疗法包括机械刺激和化学性刺激，而皮肤的化学性感受器非常丰富。所以放血疗法最适用于皮肤小血管的放血。由于皮肤在表，所以，放血疗法适用于表证、急证。血液的成分释放到组织局部，刺激传入化学 C 神经感受器，信号传导到功能区后，后者传出调节性功能信号，产生治疗效应。放血后，出血部位会有血小板聚集。血小板在局部聚集，会释放一些因子，比如血小板衍生生长因子，促进损伤的愈合。

注意，放血疗法不适用于筋膜、肌肉、骨膜。

（三）深筋膜针刺

针刺深筋膜，针到达深筋膜时采用捻转、震颤等手法，使深筋膜缠绕针，即有得气感觉。然后轻轻提插、震颤。深筋膜具有良好的弹性，捻转、提插、震颤容易刺激 C 神经感受器，因此效果较好。《灵枢·官针》"关刺者，直刺左右尽筋上，以取筋痹，慎无出血"。因为深筋膜血管很少，如果出血，多误刺血管。如果出血包裹在深筋膜之内，有可能形成血肿。

（四）骨膜针刺

针刺骨膜有两种方法：一种是向骨膜直刺，直入直出；一种是平刺，用针磨骨。不要用捻转法（因为骨膜紧密贴着骨，捻转时容易产生骨膜损伤，从而加重疼痛）。可以指甲磨针柄，产生震动，以增大刺激量。

针刺骨膜不宜出血，因为骨膜上化学感受器很少，放血起不到治疗作用。

（五）肌肉针刺

如果针刺肌肉，针到达肌肉外膜时，采用捻转手法，使深筋膜缠绕针，即有得气感觉。然后轻轻提插、震颤或捻转。如果针刺肌肉的激痛点，采用下述方法：

1. 固定激痛点　食指指腹定位在激痛点正上方，向一侧滚翻，固定于激痛点一侧；拇指固定在激痛点另一侧。

2. 针刺激痛点　根据激痛点的形状大小决定进几针，同以上硬结的刺法；根据触诊对激痛点的深浅判断进针的深度；刺入激痛点时，患者会有强烈的得气感，可以是酸麻胀痛中的任何一种或几种感觉，并出现牵涉痛；如果没有牵涉痛，可能针尖没有进入激痛点，需要调整针的方向或深浅；拔针后，激痛点的压痛应该明显减轻或消失。激痛点针刺不必留针，"燔针劫刺，以痛为输，以知为要"。

特殊部位需要平刺、斜刺，或在手指配合下从侧面刺。如果在皮层下有多个激痛点，可采用平刺法。方法如下：针进入皮肤后，持针手将针调为水平，针尖指向激痛点；另一手指触摸激痛点，并感知针尖的部位和进针方向。两手合作将针准确刺入激痛点。然后退针但不拔出皮肤，调整方向，刺下一个激痛点。如此重复，直到刺入所有的激痛点。

3. 针刺注意无菌操作　操作区皮肤及手指都要酒精消毒，手指只能触及针柄。如果需要持针身进针，则需要戴无菌手套。

在远端穴位针刺时，敏化点可以用手法，也可以用针刺。对于针刺得气慢的情况，可能有以下原因：针刺部位没有达到敏化点，需要调整针尖到达的敏化点；被刺部位调整体位，使之处于放松的状态，可以加快得气。得气行针后，拔针，患者被刺部位压痛应该立即减轻或消失。

八、拉　伸

拉筋是纵向循经疗法的一部分。请阅读第 15 章拉伸方法简介。

1. 皮肤拉伸　两手固定近端、远端的皮肤，向相反的方向牵拉 30 秒，然后换不同的方向牵拉。

2. 浅筋膜拉伸　两手固定近端、远端的筋膜，向相反的方向牵拉 30 秒，然后换不同的方向牵拉。

3. 肌肉拉伸　牵拉肌肉的技术根据肌肉起止点以及所跨关节的不同而不同。深筋膜拉伸方法与肌肉拉伸方法类同。

九、运 动 疗 法

采用运动疗法，这个运动应该包括治疗前引起疼痛的运动，而且现在做时没有疼痛；在没有疼痛时做运动，就是告诉中枢系统，这个运动没有危险，有利于消除疼痛记忆。

参 考 文 献

[1] Dennis SG, Melzack R. Self-mutilation after dorsal rhizotomy in rats: effects of prior pain and pattern of root lesions [J]. Exp Neurol, 1979, 65 (2): 412-421.

[2] Katz J, Melzack R. Pain 'memories' in phantom limbs: review and clinical observations [J]. Pain, 1990, 43 (3): 319-336.

[3] Coderre TJ, Melzack R. Cutaneous hyperalgesia: contributions of the peripheral and central nervous systems to the increase in pain sensitivity after injury [J]. Brain Res, 1987, 404 (1-2): 95-106.

[4] De Camilli P, Carew TJ. Nobel celebrates the neurosciences. Modulatory signaling in the brain [J]. Cell, 2000, 103 (6): 829-833.

第 11 章

逆向刺激疗法的原理

透彻理解纵向循经疗法需要弄清疼痛信号的传导通路，包括阀门机制，疼痛的上行传导通路，疼痛下行性抑制通路。理解这些基础知识后，就可以理解逆向刺激疗法如何利用上述机制起到治疗作用。

第 1 节　阀门机制

阀门机制发生在脊髓后脚附近。在脊髓后脚有四类传入神经纤维，它们的解剖和功能特性见表 5-1。

其中 A-δ 和 C 神经纤维直径小，感受伤害性信号，传入疼痛和温度信号；A-α 和 A-β 神经纤维，分别传入本体感觉和触觉。C 神经纤维又分为不同的亚类，可以传入多种信号，包括温度、机械压力、化学刺激等，能够对机体各种刺激产生反应，比如缺血、缺氧、低渗、肌肉代谢产物、ATP 等。C 神经纤维在维持机体动态平衡中具有极其重要的作用。

阀门系统（见图 5-3）在脊髓后脚附近。C 神经纤维没有髓鞘，是最细的神经纤维。二级传入 C 神经纤维是宽谱型，除与一级 C 神经纤维以突触联系外，也与 A-β、A-δ 等传入神经纤维以突触联系。A-β、A-δ 神经纤维都有髓鞘，传导比 C 神经纤维快得多，当这些纤维激活时，阀门关闭，C 神经纤维的信号被阻断。这种通过粗神经纤维信号关闭疼痛的门控系统，被称为疼痛调节（pain modulation）。疼痛调节是在疼痛进入脑中枢功能区之前的调节；临床上的无痛按摩可能就是通过这个机制起作用的。逆向刺激疗法不是通过这种机制止痛的，而是反其道而行之，通过开放疼痛的阀门机制，将疼痛信号传到大脑皮层或脑干，激活下行性疼痛抑制通路而镇痛。

第 2 节　疼痛的上行传导通路

　　C 神经纤维通路有拱门脊髓丘脑通路和古脊髓丘脑通路。两者在进化上出现的很早，人与很多脊椎动物的通路是类似的。这两条通路都是多突触，宽谱型突触，弥散性通路，上行到脑多个功能区，从而参与机体功能平衡的调节。这与新脊髓丘脑通路是不同的。新脊髓丘脑通路由 A-δ 神经纤维将快痛信号快速上传到脊髓后脚，换二级神经元，在白色交叉连合交叉到对侧，沿着侧支脊髓丘脑束上传，上行到达丘脑，换三级神经元，到达初级躯体感觉皮层。快痛由温度或机械性刺激诱发，可以在 1/10 秒被感知，定位准确，是尖锐、针刺样疼痛。新脊髓丘脑通路在进化上主要功能是迅速、准确地上传疼痛信号，使机体能够快速做出反应，而不是参与机体功能平衡的调节。

一、拱门脊髓丘脑通路

　　是一种多突触、弥散的、最古老的通路，外周损伤性信号沿着 C 神经纤维慢速上传到脊髓后脚，上行或下行 2~3 脊髓节段，换二级神经元，沿着双侧脊髓-丘脑束上传，在丘脑换三级神经元，到达大脑感觉皮层。这条通路沿途有很多分支，分别到达脊髓多个节段，脑干的网状结构和导水管周围灰质，边缘系统等。

二、古脊髓丘脑通路

　　与拱门脊髓丘脑通路类似，也是一种多突触、弥散的通路，从 C 神经纤维慢速上传到脊髓，在此与快痛神经有突触联系；上行或下行 2~3 脊髓节段，换二级神经元。有多条分支与脑内有广泛信号联系，包括网状结构（维持中枢觉醒）、脑干核（下行控制疼痛通路的节点）、丘脑、额叶皮质、扣带皮质和岛叶皮质等。

第 3 节　疼痛下行性抑制通路

疼痛下行性抑制通路有两条：脑干-脊髓抑制性通路[1]和大脑皮质-脑干-脊

髓抑制性通路[2-3]。

一、脑干-脊髓抑制性通路

脑干-脊髓抑制性通路也称弥漫性疼痛抑制控制[1]：疼痛上行通路在到达丘脑之前，有一部分纤维达到中脑和脑干的导水管周围灰质和中缝大核。疼痛刺激信号到达脑干，从脑干（导水管周围灰质、中缝大核）发起的下行性通路、下行性信号到达脊髓抑制性中间神经元，后者释放内源性阿片，作用于初级痛觉神经元与二级神经元突触的前后突触板，产生双重抑制。这条通路，非疼痛性刺激不能通过这个机制抑制疼痛；而且，抑制疼痛效能的强弱与疼痛刺激信号成正比。刺激-效应公式：$E = C \cdot S$。$E = effect$，即治疗的治疗效应；$C = Coefficient$，即系数，反映这个治疗从刺激到疗效的效能；$S = Stimulating\ Signal$，即治疗的刺激信号。

二、大脑皮层-脑干-脊髓抑制性通路

从背外侧前额叶皮层、前扣带皮层和运动皮层发源的下行疼痛抑制机制[2-3]。其假设是大脑皮层通过内啡肽突触联系，按序激活导水管周围灰质、中缝大核和其他脑干的核，最后激活脊髓节段的中间抑制纤维，产生抑制疼痛的作用。

第 4 节　逆向刺激疗法采用的
C 神经网络原理

逆向刺激疗法以尽可能激活 C 神经纤维，进而激活下行性抑制神经通路，从而达到立即消除疼痛为目的。为了尽可能地激活 C 神经纤维，采取了以下三种措施。

一、敏化点的精确定位

精确定位敏化点所在的五体组织，在敏化点最敏感的中心点进行手法或针灸，这样使 C 神经纤维产生最强可能性的动作电位。

二、最佳体位

调整肢体体位，使敏化点处于最放松状态。组织处于最放松状态时，由 A 类神经纤维传入的神经冲动少；根据阀门理论，由 A 类神经纤维传入的神经冲动减少，C 神经纤维传入的冲动受到的抑制就小。这样就可能有更多的信号传入到中枢功能区。

三、远近同时刺激

同时刺激有邻近邻接的局部、远端敏化点，通过疼痛的意识维来减轻刺激敏化点 C 神经纤维产生的强烈疼痛。背外侧前额叶皮层的主要功能是工作记忆和做出决断。工作记忆不是长期记忆，相当于电脑的内存，是大脑处理信息必需的短时间记忆。背外侧前额叶皮层通过分析外周疼痛信号、内在的情感系统信号，对当前的突出问题做出疼痛与否、疼痛强弱的决断。局部、远端敏化点在大脑皮层的投射区是不一样的，当这两个点同时刺激时，在背外侧前额叶皮层就需要衡量两者的权重，从而决定哪一个刺激优先处理。这个过程中，敏化点刺激的疼痛感觉被降低，但到达脑干疼痛抑制中枢的神经冲动没有降低。另外，同一条经络上的敏化点的 C 神经通路通向相同的中枢功能区，从而产生协同作用。这样就有效地激活了脑干-脊髓抑制性通路。

正是由于采用了以上机制，逆向刺激疗法能够很快见效。快的只要几秒钟，大部分患者能够在 20~30 秒内缓解敏化点疼痛。笔者在临床上也见过纵向循经疗法无效的病例。经过探索后，找到了使这些病例用逆向刺激疗法很快见效的办法。

第 5 节　逆向循经疗法失效的原因与解决方案

笔者在临床上遇到过纵向循经疗法无效的病例，总结其共同的临床表现，就是有严重的应激（stress）存在。这种应激产生的可能来自于生活压力、工作紧张，也可以来自于创伤，比如车祸。客观检查时，在全身可以找到很多敏化点，尤其膻中穴高度敏化。大量研究表明，敏化点与精神应激

（psychological stress）和躯体应激（somatic distress）呈正相关。因为关系密切，敏化点可作应激的常用测量指标。

应激对中枢神经系统有广泛的影响，包括前额叶皮层[4-6]、杏仁核[7]、海马[8]和脑干周围导管灰质[9]。在严重而持久的应激情况下，这些中枢功能区功能失调。纵向循经疗法设计上就是通过将疼痛信号传入到中枢功能区，让功能区激活下行性疼痛抑制通路，从而快速发挥镇痛作用。当中枢，特别脑干周围导管灰质（疼痛下行通路关键功能区）功能严重失调，纵向循经疗法不能快速见效就不足为奇了。

有幸的是，笔者经过反复摸索，找到了解决的办法。应激对女性的影响更严重[10-11]，而任脉统属诸阴经，并且任脉对女性的作用更大；临床上这样的患者任脉上的膻中穴有非常严重的压痛。综合这些事实，笔者将治疗的靶标设定为任脉的膻中穴。采用了几种方法治疗。

一、利用横向循经疗法减轻膻中穴压痛

局部按压膻中穴位附近敏化点，远端按压厥阴俞附近敏化点。

二、局部按压膻中，远端按压哑门、大椎或人迎

《灵枢·根结》"膻中者，为气之海，其俞上在于柱骨之上下，前在于人迎。"柱骨上下，就是哑门、大椎穴附近。柱骨的另一种解释是锁骨。

三、局部按压膻中，远端按压足厥阴经五输穴敏化点

《灵枢·根结》"厥阴根于大敦，结于玉英，络于膻中。"以上四种方法的依据都是膻中与远端部位的功能联系，运用逆向刺激疗法，使膻中穴痛阈降低。膻中为气之海，膻中穴压痛降低后，再用逆向刺激疗法治疗全身其他敏化点，一般就可以立即见效了。

参 考 文 献

［1］Heinricher MM, Tavares I, Leith JL, et al. Descending control of nociception：Specificity, recruitment and plasticity［J］. Brain Res Rev, 2009, 60（1）：214-225. doi：10. 1016/j. brainresrev. 2008. 12. 009.

[2] Ye DW, Liu C, Liu TT, et al. Motor Cortex-Periaqueductal Gray-Spinal Cord Neuronal Cir-cuitry May Involve in Modulation of Nociception: A Virally Mediated Transsynaptic Tracing Study in Spinally Transected Transgenic Mouse Model [J]. PLoS ONE, 2014, 9 (2): e89486. doi: 10. 1371/journal. pone. 0089486.

[3] Xie Y, Huo F, Tang J. Cerebral cortex modulation of pain [J]. Acta Pharmacologica Sinica, 2009, 30 (1): 31-41. doi: 10. 1038/aps. 2008. 14.

[4] McKlveen JM, Morano RL, Fitzgerald M, et al. Chronic Stress Increases Prefrontal Inhibi-tion: A Mechanism for Stress-Induced Prefrontal Dysfunction [J]. Biol Psychiatry, 2016, 80 (10): 754-764. doi: 10. 1016/j. biopsych. 2016. 03. 2101.

[5] McLaughlin RJ, Hill MN, Gorzalka BB. A critical role for prefrontocortical endocannabinoid signaling in the regulation of stress and emotional behavior [J]. Neurosci Biobehav Rev, 2014, 42: 116-131. doi: 10. 1016/j. neubiorev. 2014. 02. 006.

[6] Gilabert-Juan J, Castillo-Gomez E, Guirado R, et al. Chronic stress alters inhibitory networks in the medial prefrontal cortex of adult mice [J]. Brain Struct Funct, 2013, 218 (6): 1591-1605. doi: 10. 1007/s00429-012-0479-1.

[7] Zhang W, Rosenkranz JA. Effects of Repeated Stress on Age-Dependent GABAergic Regulation of the Lateral Nucleus of the Amygdala [J]. Neuropsychopharmacology, 2016, 41 (9): 2309-2323. doi: 10. 1038/npp. 2016. 33.

[8] Czéh B, Varga ZK, Henningsen K. Chronic stress reduces the number of GABAergic inter-neurons in the adult rat hippocampus, dorsal-ventral and region-specific differences [J]. Hippocampus, 2015, 25 (3): 393-405. doi: 10. 1002/hipo. 22382.

[9] Yarushkina NI, Filaretova LP. Role of the Periaqueductal Gray Matter of the Midbrain in Reg-ulation of Somatic Pain Sensitivity During Stress: Participation of Corticotropin-Releasing Factor and Glucocorticoid Hormones [J]. Usp Fiziol Nauk, 2015, 46 (3): 3-16.

[10] Zitman FM, Richter-Levin G. Age and sex-dependent differences in activity, plasticity and response to stress in the dentate gyrus [J]. Neuroscience, 2013, 249: 21-30. doi: 10. 1016/j. neuroscience. 2013. 05. 030.

[11] Milner TA, Burstein SR, Marrone GF, et al. Stress differentially alters mu opioid receptor density and trafficking in parvalbumin-containing interneurons in the female and male rat hip-pocampus [J]. Synapse, 2013, 757-772. doi: 10. 1002/syn. 21683.

第 12 章

横向经络的论证

在第 7 章已经介绍 C 神经网络，其中大部分已经归入十二正经体系中，有一部分没有纳入。十二正经是纵向循行的，其实质是纵向功能关联联系——C 神经网络之间的邻接联系；而横向 C 神经网络是横向循行的，因此，将这部分 C 神经网络称为横向经络，其实质也是 C 神经网络之间的邻接联系。

本章论证横向经络的存在，其解剖部分参考解剖教材[1,2]。

第 1 节　横向经络存在的逻辑推理与痛症实践

十二正经是机体远端纵向关联律，其核心是机体功能的远端联系。这种联系的解剖基础是 C 神经网络之间的邻接联系。如果以上假说成立，那么，根据不包含在十二正经系统的 C 神经网络（横向 C 神经网络）的走行，应该可以推导出相应的远端功能联系。如果通过横向 C 神经网络推导出目前没有认识到的远端联系，就能支持经络 C 神经网络模型。

一、颈脊神经横向 C 神经网络

分布在颈前部皮肤、皮下组织、筋膜、肌肉、血管、关节囊、关节韧带、骨等组织的 C 神经纤维进入 $C_{1\text{-}4}$ 脊神经前支，从脊髓后角进入脊髓；分布在头皮、颈后部的皮肤、皮下组织、筋膜、肌肉、血管、关节囊、关节韧带、骨等组织的 C 神经纤维进入 $C_{1\text{-}8}$ 脊神经后支。两部分传入 C 神经纤维都是以雷马克束的形式排列，从颈部脊神经后脚进入脊髓，在脊髓内上行或下行 2~3 脊髓节段。因此，它们由于位置的邻近而构成邻接联系。从这种解剖可以推测出颈部前与颈部后组织存在功能联系。临床上确实如此。同时按压同颈髓节段在颈后的敏化点时，颈前的敏化点压痛迅速减轻。同样，颈后部的敏化点压痛也可以通过同时按压颈前部的敏化点减轻。这种功能联系稳定，重复率高。

二、胸、腹、背部横向 C 神经网络

在胸部，胸前壁组织分布有 C 神经纤维，起于前正中线，向后沿肋间神经走行；胸后壁也分布有传入 C 神经纤维。两者都从后角进入脊髓，并在脊髓内上行或下行 2~3 脊髓节段。这样，由于位置的邻近而产生邻接联系。在临床上，胸、腹部的敏化点，可以运用背部同脊髓节段的敏化点，采用横向循经疗法提高痛阈；背部的敏化点，也可以用同脊髓节段的胸、腹部的敏化点提高痛阈。这种联系稳定，重复率高。

三、躯干穴位与内脏的横向 C 神经网络

躯干部的穴位，包括是背俞穴、募穴以及其他在躯干的穴位，运用横向经络解释，比运用纵向经络解释，更加符合临床经验事实。躯干部的穴位治疗内脏病变在前面已经总结，详见本书第 7 章第 4 节。

第 2 节　用横向经络治病的历史实践经验

一、带　　脉

古人通过根结理论逐渐发展出经络理论，对人体的纵向关联律认识很多，具体表现在十二正经、奇经八脉（唯有带脉除外）都是纵向排列的。《灵枢·经别》"足少阴之正，至腘中，别走太阳而合，上至肾，当十四椎出属带脉"。十四椎即第 2 腰椎。《难经·二十八难》"带脉者，起于季胁，回身一周"。《灵枢·经别》与《难经·二十八难》在带脉回身一周的循行路线的认识上是吻合的，但在脊髓节段上有出入。《灵枢·经别》认为在第 2 腰椎，而《难经·二十八难》认为在季胁。从带脉上的穴位带脉、五枢、维道的传入 C 神经脊髓节段来看，应该是第 2 腰椎。因此，带脉实际上是传入 C 神经脊髓节段

为 L_2 的横向经络。

带脉是横向经络中的一例，证明横向经络是可能存在的。当然，带脉并不是唯一的横向经络。

二、背俞穴、华佗夹脊对内脏病症的治疗作用

《灵枢·背腧》"黄帝问于岐伯曰：愿闻五藏之俞，出于背者。岐伯曰：背中大俞，在杼骨之端，肺俞在三焦之间，心俞在五焦之间，膈俞在七焦之间，肝俞在九焦之间，脾俞在十一焦之间，肾俞在十四焦之间。皆挟脊相去三寸所，则欲得而验之，按其处，应在中而痛解，乃其俞也。"可见，背俞穴治疗内脏疾病有成熟的经验事实：不同的内脏与对应的脊髓节段的背俞穴有关联律。这是一种横向关联律。黄龙祥《经脉理论还原与重构大纲》从文献研究的角度指出，将背俞穴归于膀胱经是一种误解[3]。背俞穴是因背部与内脏的关联而设置的。

除背俞穴外，华佗夹脊也运用于治疗内脏疾病。"……可见，所谓'华佗夹脊'，实际上就是华佗背俞穴法"[4]。

背俞穴、华佗夹脊对内脏病症的治疗作用的解剖基础，是胸、腰、骶脊神经后支的 C 神经纤维与其同脊髓节段（或其上下 2~3 脊髓节段）的内脏传入 C 神经之间的邻接联系。

三、背俞穴对胸腹壁病痛的治疗作用

《素问·骨空论》"胁络季胁，引少腹而痛胀，刺谚谆"。季胁、少腹属于足少阳经循行部位，按照正经的远端关联律，应该采用足少阳经上的穴位治疗。但《素问·骨空论》中却采用背部穴谚谆。这里提示的是一种不同的功能联系——横向关联律。

谚谆治疗胁络季胁引少腹而痛胀，实际上是因为胸廓前后壁之间有横向关联律，是胸脊神经前、后支神经的 C 神经纤维之间存在邻接联系。

四、八髎穴治疗盆腔脏器疾病

八髎穴治疗大小便不利、腰痛引阴卵、遗尿等症在多本古书中记载。八髎穴所在的组织为骶神经后支的传入 C 神经纤维（$S_{1~4}$），不属于腰骶丛神经。

八髎穴的传入 C 神经纤维与盆腔脏器的内脏传入 C 神经纤维在骶髓后脚邻近排列，一起进入脊髓。它们在这里产生邻接联系，从而产生功能联系。这是一种横向经络联系。

参 考 文 献

［1］ Moore KL，Agur AR，Essential Clinical Anatomy ［M］. Philadelphia，Baltimore，New York，London：Lippincott Williams & Wilkins，2007.

［2］ Olson TR，ADAM. Student Atlas of Anatomy ［M］. Baltimore，Philadelphia，New York，London，Paris，Bangkok，Buenos Aires，Hong Kong，Munich，Syndney，Tokyo：Williams & Wilkins，1996.

［3］ 黄龙祥. 经脉理论还原与重构大纲 ［M］. 北京：人民卫生出版社，2016：109，365.

［4］ 黄龙祥，黄幼民. 针灸腧穴通考 ［M］. 北京：人民卫生出版社，2011：1390.

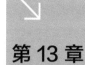

第 13 章

横向循经疗法治疗原则

与纵向循经疗法一样，横向循经疗法也属于逆向刺激疗法。因此，横向循经疗法与纵向循经疗法遵循共同的治疗原则，其治疗效应类似。不同的是，纵向循经疗法中的远端敏化点多在五输穴附近，而横向循经疗法则在同脊髓节段或其相邻脊髓节段。另外，横向循经疗法与内脏的关系更加密切。

本章的解剖结构参照教材[1-2]。

第 1 节 颈部敏化点的远端敏化点寻找原则

颈部 C 神经网络的描述参照第 7 章，这里不重复。颈部常见敏化点所在肌肉传入 C 神经的脊髓节段见表 13-1。

表 13-1 颈部常见敏化点所在肌肉的脊髓节段

肌肉名称	传入 C 神经脊髓节段	肌肉名称	传入 C 神经脊髓节段
胸锁乳突肌	$C_{2\sim3}$	前斜角肌	$C_{4\sim6}$
斜方肌	$C_{2\sim3}$	中斜角肌	$C_{3\sim8}$
颈长肌	$C_{2\sim6}$	后斜角肌	$C_{7\sim8}$
头长肌	$C_{1\sim4}$	头夹肌	颈中部脊神经后支
头直肌前部	$C_{1\sim2}$	颈夹肌	$C_{2\sim5}$
头直肌侧部	$C_{1\sim2}$	提肩胛肌	$C_{3\sim5}$

一、前颈部的敏化点

前颈部的敏化点的远端敏化点在后颈部同脊髓节段或邻近脊髓节段寻找。

二、后颈部的敏化点

后颈部的敏化点的远端敏化点在前颈部同脊髓节段或邻近脊髓节段寻找。

三、颈椎棘突附近的敏化点

颈椎棘突附近的敏化点的远端治疗敏化点可以在两侧同脊髓节段或邻近脊髓节段寻找。

四、颈部前正中线附近的敏化点

颈部前正中线附近的敏化点的远端治疗敏化点可以在两侧同脊髓节段或邻近脊髓节段寻找。

第2节　胸、背、腹部敏化点的
远端敏化点寻找原则

$T_{1~6}$的组织进入肋间神经，按照肋骨的水平走行，因此定位敏化点以肋骨为标志；$T_{7~11}$脊神经前支的C神经纤维分布于腹壁皮肤、皮下组织、筋膜、肌肉，熟悉这些解剖结构的C神经纤维的脊髓节段有助于寻找敏化点。从表13-2可以看出，腹部同一块肌肉的C神经纤维进入好几个脊髓节段，可以参照腹部皮肤的传入C神经脊髓节段寻找敏化点。胸腹部皮肤的传入C神经在腹壁由内下向外上的方向走行，可以按照以下标志定位：剑突下为T_6，剑突与肚脐中点为T_8，肚脐为T_{10}，耻骨上为T_{12}。

分布于背部的皮肤、皮下组织、背深部肌肉、骨、关节的传入C神经纤维，汇集入脊神经后支，然后进入脊髓后根。在背部，脊神经C神经节段水平与脊椎横突水平一致。

一、前胸部的敏化点

前胸部的敏化点的远端敏化点在背部同脊髓节段或邻近脊髓节段寻找。

二、背部的敏化点

背部的敏化点的远端敏化点在前胸部同脊髓节段或邻近脊髓节段寻找。

三、胸椎棘突的敏化点

胸椎棘突的敏化点的远端治疗敏化点可以在两侧同脊髓节段或邻近脊髓节段寻找。

四、胸部前正中线附近的敏化点

胸部前正中线附近的敏化点的远端敏化点可以在两侧同脊髓节段或邻近脊髓节段寻找。

五、腹部的敏化点

腹部的敏化点的远端敏化点在背部同脊髓节段或邻近脊髓节段寻找。腹壁肌肉的传入脊髓节段见表 13-2。

表 13-2　腹壁肌肉的传入 C 神经脊髓节段

肌肉名称	传入 C 神经脊髓节段	肌肉名称	传入 C 神经脊髓节段
腹外斜肌	$T_{7\sim11}$	腹横肌	$T_{7\sim12}$，L_1
腹内斜肌	$T_{7\sim12}$，L_1	腹直肌	$T_{7\sim12}$

第 3 节　纵向和横向循经疗法的交叉使用

在痛症的治疗中，纵向循经疗法实际上是使用臂丛、腰骶丛的 C 神经纤维网络与其他 C 神经网络的联系所构成的十二正经来指导治疗的；横向循经疗法是根据脊髓的同节段 C 神经纤维之间的相互通信来指导治疗的。纵向循经疗法可以和横向循经疗法交叉使用。比如网球肘，是肘部外侧肌肉劳损导致。这些受损组织的 C 神经纤维的脊髓节段水平在 $C_{6\sim7}$，在治疗时可以选择传入 C 神经纤维脊髓节段在 $C_{6\sim7}$ 水平的敏化点治疗。

参 考 文 献

[1] Moore K., Agur AR. Essential Clinical Anatoy [M]. Philadelphia, Baltimore, New York, London, Buenos Aires, Hong Kong, Syndey, Tokyo: Lippincott Williams & Wilkins, 2007.

[2] Olson TR, ADAM. Student Atlas of Anatomy [M]. Baltimore, Philadelphia, London, Paris, Bangkok, BuenosAires, HongKong, Munich, Syndey, Kokyo, Wroclaw: Williams & Wilkins, 1996.

第14章

逆向刺激疗法操作技术

　　读者一定要阅读"逆向刺激疗法概要",对这个方法的概念、原理、程序有基本的了解,再阅读这一章。前面已经讲过的内容,除非非常必要,本章不重复。本章重点讲述实际操作,让读者进一步理解如何运用这个疗法。本章介绍的操作技术,只是作为入门知识。

　　本章的解剖部分参考解剖教材[1-2]。不同的人在解剖上有变异,具体的病情千变万化,因此不要将这些操作方法僵化,生搬硬套。本章为了讲述的方便,用手法为例。喜欢针法的读者,用针法代替敏化点的手法就可以了,其余操作相同。为了阐述的方便,避免重复,本章所述"标准治疗方法",即以下程序:

　　1. 根据触诊找到的局部敏化点,尽可能找到敏化点所在的五体组织(皮、脉、筋、肉、骨)。

　　2. 根据敏化点所在部位的解剖特点,调整病人的体位,使敏化点组织处于松弛状态。

　　3. 用手指按压,压力由轻到重,不超过病人的耐受度,让患者记住疼痛的程度。

　　4. 然后另一手指按压远端敏化穴位附近的敏化点,持续10秒钟,问患者局部敏化点的压痛是否有变化。

　　5. 大多数情况下,局部敏化点压痛立即减轻。这时可以稍微增加压力,或轻揉,或扩大按压范围,同时保持远端穴位的压力,继续20~30秒。敏化点如果有硬结,要揉这个硬结,或者用针刺这个硬结。

　　6. 如果失败,检查膻中穴是否敏化。如果是,先治疗膻中穴,降低其敏

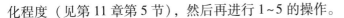

化程度（见第 11 章第 5 节），然后再进行 1~5 的操作。

7. 成功后应该做拉伸 30 秒，拉伸的方向与做手法的体位方向相反。拉伸方法请阅读第 15 章。

第 1 节　头面部病症的诊疗

头面部经络见图 14-1。头面部是十二正经标本联系的标之所在。中医头痛常按照部位分类来治疗，包括巅顶、前额、侧头、后头痛等。将不同部位的症状归于相应的经络，从而有了太阳、阳明、少阳、厥阴头痛。这种经络辨证缺乏触诊体征。在逆向刺激疗法的经络辨证中，既要考虑症状，也要重视触诊。触诊获得信息的准确性直接影响到治疗的疗效。

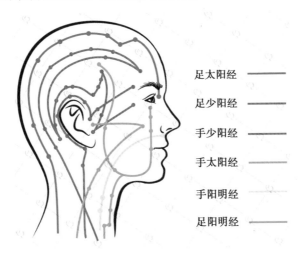

足太阳经 ————
足少阳经 ————
手少阳经 ————
手太阳经 ————
手阳明经 ————
足阳明经 ————

图 14-1　头面部经络

一、太阳经头痛的诊疗

（一）经络联系

《灵枢·根结》"太阳根于至阴，结于命门。命门者，目也。"《灵枢·卫气》"足太阳之本，在跟以上五寸中，标在两络命门"。《灵枢·卫气》"手太阳之本，在外踝之后，标在命门之上一寸也"。太阳经头痛位置为后头。手、足太阳经的根结、标本联系实质上都是传入 C 神经网络之间的邻近连接联系。

（二）解剖解析

天柱穴局部解剖：从表到里有皮肤、筋膜、斜方肌、头夹肌、头半棘肌。睛明、攒竹穴局部解剖：皮肤、筋膜、眼轮匝肌、骨膜。

睛明、攒竹、眉冲、曲差、五处、承光、通天的传入 C 神经纤维进入三叉神经眼支，与来自足太阳经的五输穴的传入神经网络通路在颈髓构成邻接联系。

络却、玉枕、天柱的传入 C 神经纤维进入 $C_{2~3}$ 脊髓节段。

（三）体位解析

头部没有活动性关节，所以在头部的敏化点做手法或者针刺时，体位没有明显的影响。如果病变组织为皮肤、肌肉、筋膜，应该使用拉伸手法。面部的睛明、攒竹穴做手法或针刺时，患者往往紧张，用力闭眼，或者将眼球转向外侧。这种情况下，眼轮匝肌收缩，局部组织张力增加，C 神经网络关闭，对治疗信号传入不利。正确的做法应该是让患者放松，使用很轻的手法或针法刺激即可。因为头与脚距离较远，头和脚同时操作不方便，可以取仰卧位，屈膝，同时刺激局部和远端敏化点。天柱穴附近敏化点配合脚上穴位附近的敏化点，可以取俯卧位，头后仰，屈膝，同时刺激局部和远端敏化点。参见图 14-2。

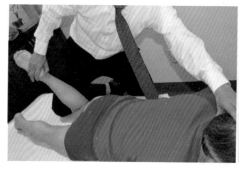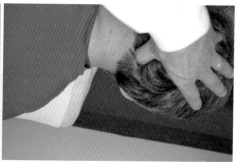

图 14-2　太阳经头痛手法治疗图示

局部取天柱穴，远端取昆仑穴附近的敏化点

（四）诊疗概要

足太阳经头痛症状重点在后头痛连巅顶、眼睛，项背强痛，可伴随膀胱经循行路线的症状，比如腰痛，腓肠肌、足跟和小趾等处疼痛，活动障碍。足太阳经头痛体征：局部敏化点常在天柱、睛明、攒竹穴附近；远端敏化点常在膀胱经的五输穴附近。

手太阳经症状：手臂肩外侧后缘疼痛，肩胛骨区域肌肉疼痛，颈项痛，咽痛，突发耳聋等。手太阳经体征：局部可以在天窗、天容、颧髎、听宫连线找到敏化点，远端常在小肠经五输穴附近找到敏化点。

纵向循经疗法：标准治疗方法。

横向刺激疗法：天柱穴敏化时，以手指按压天柱穴附近敏化点，另一手指轻轻按压第 2 颈椎棘突，轻轻向鼻尖方向用力。其他步骤参照标准治疗方法。

如果是外感引起的头痛，则有发热，恶风寒，鼻塞流涕等表证症状。

不要机械性记忆上述穴位的远近配伍治疗，应该以触诊为准，在局部和远端找到最敏感的敏化点进行治疗；太阳经头痛有可能合并少阳、阳明经病变，应该常规检查少阳、阳明经。如果是两或三经合病，则所有涉及的经络都要治疗。

二、少阳经头痛的诊疗

（一）经络联系

《灵枢·卫气》"足少阳之本，在窍阴之间，标在窗笼之前。窗笼者，耳也。"《灵枢·根结》"少阳根于窍阴，结于窗笼。窗笼者，耳中也。"《灵枢·卫气》"手少阳之本，在小指次指之间上二寸，标在耳后上角下外眦也。"少阳经头痛位置在侧头部。手、足少阳经的根结、标本联系实质上都是传入 C 神经网络之间的邻近连接联系。

（二）解剖解析

足少阳经在额部有头外肌，在颞部有颞肌、颞顶肌、耳前肌、耳上肌、耳后肌。除肌肉外，还有皮肤、筋膜、骨膜等组织。

脑空、完骨、头窍阴、浮白、天冲传入 C 神经纤维进入 C_3 脊髓节段；

承灵、正营、目窗、头临泣、阳白、本神、瞳子髎传入 C 神经进入三叉神经眼支；

率谷、曲鬓、悬厘、悬颅、颔厌、上关、听会传入 C 神经进入三叉神经下颌支。

（三）体位解析

头部没有活动性关节，所以在头部的敏化点做手法或者针刺时，体位没有明显的影响。面部颞肌在张嘴时张力增大，闭嘴时放松。所以，针刺或手法颞部穴位时，只要闭嘴放松就行了。参见图 14-3。

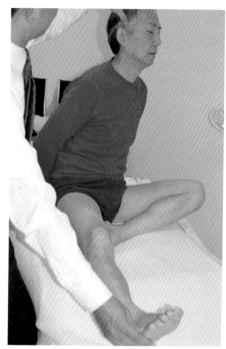

图 14-3　少阳经头痛手法治疗图示

近端取率谷穴，远端取足临泣附近的敏化点

（四）诊疗要点

足少阳胆经症状：胸、胁、肋、髀、膝外至胫，绝骨外踝前及诸节皆痛，足小趾、次趾不用。足少阳胆经体征：在侧头部可以找到很多敏化点、敏化穴；远端在胆经五输穴附近可以触诊到敏化点。

手少阳三焦经症状：耳聋、心胁痛，目锐眦痛，颊部耳后疼痛，咽喉肿痛，汗出，肩肘、前臂痛，小指、食指活动障碍。手少阳三焦经体征：局部可以在天髎、翳风、角孙、颅息、耳门、丝竹空附近触诊到敏化点；远端可以在手少阳三焦经五输穴附近触诊到敏化点。

纵向循经疗法：标准治疗方法。

横向刺激疗法：风池穴敏化时，以手指按压风池穴附近敏化点，另一手指轻轻按压第 2 或第 3 颈椎棘突，用力方向为鼻尖方向，或第 2 或第 3 颈椎棘突旁软组织。其他步骤参照标准治疗方法。

少阳经头痛随精神压力、情绪波动而波动，可伴口苦、咽干、耳鸣、目眩等症状。

三、阳明经头痛的诊疗

（一）经络联系

《灵枢·根结》"阳明根于厉兑，结于颡大。颡大者，钳耳也"。《灵枢·卫气》"手阳明之本，在肘骨中，上至别阳，标在颜下合钳上也。"阳明经头痛部位在前额。手、足阳明经的根结、标本联系实质上都是传入 C 神经网络之间的邻近连接联系。

（二）解剖解析

头维穴解剖有皮肤、筋膜、头外肌与颞顶肌交接处、骨膜，传入 C 神经进入三叉神经眼支。下关、巨髎、承泣解剖有皮肤、筋膜、肌肉、骨膜，传入 C 神经进入三叉神经上颌支。地仓、口禾髎解剖有皮肤、筋膜、肌肉，传入 C 神经进入三叉神经上颌支。颊车解剖有皮肤、筋膜、咬肌、骨膜，传入 C 神经进入三叉神经下颌支。大迎、颊车解剖有皮肤、筋膜、咬肌、面动脉、骨膜，传入 C 神经进入三叉神经下颌支。

（三）体位解析

头部没有活动性关节，所以在头部的敏化点做手法或者针刺时，头部体位没有明显的影响。在针刺时，闭口放松即可。参见图 14-4。

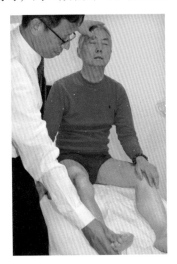

图 14-4　阳明经头痛手法治疗图示

局部取上眼眶，远端取陷谷穴附近的敏化点

（四）诊疗概要

足阳明经头痛主要症状：头痛、颈肿、咽喉肿痛、齿痛，或膝腹肿痛，胸乳部、腹股部、下肢外侧、足背、足中趾等多处疼痛，足中趾活动受限。足阳明经头痛主要体征：头面部足阳明经循行部位附近组织出现敏化点；远端足阳明经五输穴附近触诊到敏化点。手阳明大肠经症状：齿痛、颈肿、咽喉肿痛，鼻衄，目黄口干，肩臂前侧疼痛，拇、食指疼痛、活动障碍。手阳明经体征：手阳明经在面部循行部位敏化点（天鼎、扶突、口禾髎、迎香）；大肠经五输穴附近触诊到敏化点。

纵向循经疗法：标准治疗方法。

横向刺激疗法：阳明经在头面部穴位的传入 C 神经纤维进入三叉神经。

外感者可出现壮热、汗出，或口角㖞斜、鼻流浊涕、鼻衄。

四、足厥阴经头痛的诊疗

（一）部位解析

《灵枢·经脉》"肝足厥阴之脉，起于大趾丛毛之际，上循足跗上廉，去内踝一寸，上踝八寸，交出太阴之后，上腘内廉，循股阴，入毛中，过阴器，抵小腹，挟胃，属肝，络胆，上贯膈，布胁肋，循喉咙之后，上入颃颡，连目系，上出额，与督脉会于巅"。厥阴经头痛部位在巅顶、目。足厥阴经与目、额、巅的联系实质上是传入 C 神经网络之间的邻近连接联系。

（二）解剖解析

百会为足厥阴、手少阳、足少阳、足太阳经与督脉交会穴，解剖有皮肤、头腱膜、骨膜，是三叉神经眼支与枕大神经（C_2）交会区。

（三）体位解析

头部没有活动性关节，所以在头部的敏化点做手法或者针刺时，体位没有明显的影响。参见图 14-5。

（四）诊疗概要

足厥阴头痛主要症状：巅顶头痛，目胀，或伴眩晕，或吐痰沫，厥冷。厥阴经头痛体征：局部百会穴敏化，远端肝经五输穴附近触诊到敏化点。

纵向循经疗法：标准治疗方法。

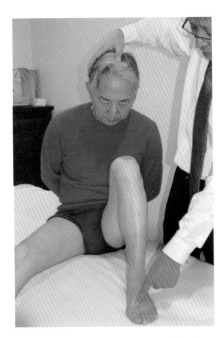

图 14-5　足厥阴经头痛手法治疗图示

局部区百会，远端取太冲穴附近的敏化点

五、病案举例

[病例1]

一中年男性患者，头痛 20 年，有吸毒及抽烟史，已戒。近 7 年头痛加重，昼夜不间断性头痛，伴随耳鸣、盗汗。口服止痛药已经完全无效。患者怕针，不得已寻求针灸治疗。以辨证论治的方法针灸治疗 2 次未见效。

触诊：两侧眉棱骨的眶上缘中间凹陷处、行间、太冲、陷谷、足临泣附近敏化。精确触诊，其敏化点在眶上缘中间骨膜，第 1、2 跖骨外侧缘骨膜，以及第 5 跖骨内侧缘骨膜。经络辨证为足少阳经、足阳明经、足厥阴经合病头痛。

治疗：针刺上述敏化点，针尖到达骨膜，直入直出。患者有强烈的痛感。针刺 1 次，患者头痛减轻。3 天后，病人打电话述"7 年来最舒服的 1 天"。经过 6 次治疗，头痛完全消失。查体上述敏化点的压痛已经消失。

[病案2]

11 岁女孩，从小不自主眨眼。家庭医生和眼科医生都怀疑为过敏引起，但没有其他过敏症状和体征。触诊时左侧睛明、攒竹、足通谷敏化，右侧没有敏化。精确触诊，病位在骨膜。同时按压睛明和足通谷、攒竹和足通谷，不自主眨眼立即消失。

六、头面部病症诊疗小结

上面以头痛为例介绍头面部疾病的逆向刺激疗法。其他病症，比如三叉神经痛、牙痛、近视、眨眼症等，治疗原理、思路完全相同。诊断的关键在于找到局部和远端的敏化点及其所在的五体组织。治疗上使用逆向刺激疗法，可用手法，也可以用针法、灸法。针刺时，针到达敏化点所在的五体组织是要点。

在疗效的评价上，常常以疼痛的缓解为标准。这是不全面的，应该增加体征作评价标准之一，即敏化点、敏化区恢复正常痛阈。

对于运用以上方法无效的病例，需要检查膻中穴附近区域的敏感性，如果其敏感性增加，需要针对膻中穴治疗，使其敏感性降低，然后使用标准治疗方法（这时治疗会有效）。

第 2 节　颈项部敏化点的诊疗

一、颈部前正中线附近的敏化点

（一）解剖解析

颈部前正中线属于任脉循行经过的部位。由浅到深分别是：皮肤、浅筋膜、深筋膜、舌下肌肉及其筋膜、气管。针刺不穿透气管。皮肤由 $C_{3\sim5}$ 节段的神经支配。皮下有丰富的淋巴结、淋巴管，在外感性疾病的防御中有重要的作用。在上呼吸道感染、咽部过敏等疾患时，常在天突、廉泉附近出现敏化点。

（二）体位解析

颈前部组织位于颈部前俯后仰轴的前面，在头前曲时其紧张度降低，经络开放。

（三）诊疗概要

1. 治疗体位　病人仰卧位，用 2~3 个枕头将后头抬高，使颈部处于前曲姿势；用手指沿着前正中线附近组织触诊。

2. 局部敏化点　咽喉肿痛、过敏的患者，这里常常发现筋结。触诊需要找到敏化点。

3. 纵向循经疗法远端取穴　在胸腹部的任脉线上找到一个敏化的穴位。常常气海、膻中、神阙等穴附近找到敏化点。肾经上达咽喉，所以应该在肾经五输穴附近寻找敏化点。

4. 纵向循经疗法　标准治疗方法。

5. 横向循经疗法取穴　在局部敏化点的颈椎同脊髓节段或邻近脊髓节段组织寻找敏化点，常在同侧项部。

6. 注意事项　有椎管动脉狭窄者避免后仰拉筋，可能诱发头晕、恶心等症状。

二、颈部前侧面的敏化点

（一）解剖解析

第一区：从乳突水平线到下颌角水平线，胸锁乳突肌后缘到下颌骨后缘，这四条线围成的区域。

由表及里依次为皮肤、皮下组织、深筋膜、胸锁乳突肌、头夹肌、颈椎横突及其附着肌（提肩胛肌、斜角肌、颈夹肌）。臂丛神经根从前、中斜角肌穿出。

耳垂下翳风穴附近的敏化点，属于手少阳经。胸锁乳突肌后缘平下颌骨角水平线的敏化点（天牖），属于手少阳经。第一区传入 C 神经纤维主要汇集入手少阳经。

第二区：从下颌角水平线到喉结水平线，乳突垂直线到前正中线，这四条线围成的区域。

由表及里依次为皮肤、皮下组织、深筋膜、提肩胛肌、斜角肌、颈椎横突及附着肌腱。

在下颌骨角后缘的天容穴附近的敏化点，属于手太阳经；天窗（胸锁乳突肌后缘平喉结水平线）附近的敏化点，属于手太阳经。第二区传入 C 神经纤维主要汇集入手太阳经。

第三区：从喉结水平线到胸锁上缘水平线，乳突垂直线到前正中线，这四条线围成的区域。

由表及里依次为皮肤、皮下组织、深筋膜、胸锁乳突肌、斜角肌、颈椎横突及附着肌腱。

扶突穴（胸锁乳突肌平喉结节，在胸骨头、锁骨头肌肉之间）附近的敏化点，属于手阳明经；天鼎（胸锁乳突肌后缘，扶突穴下一寸）的敏化点，属于手阳明经。人迎（胸锁乳突肌前缘平喉结水平线）附近敏化点，属于足阳明经；气舍穴（胸锁乳突肌胸骨头、锁骨头与锁骨组成的三角区）附近的敏化点，属于足阳明经；水突（气舍和人迎之间）附近的敏化点，属足阳明经。第三区传入 C 神经纤维主要汇集入手、足阳明经。

注意：胸锁乳突肌前缘深部有颈动脉，在平喉结处有颈动脉窦，不要按压，以免血压下降，出现头昏、眩晕、恶心、呕吐等症状。如果目的是针刺降压，这里可能是治疗部位（慎用）。

（二）体位解析

颈前侧部的肌肉，胸锁乳突肌从后、外、上到前、内、下方向，前、中斜角肌从内、上到外、下方向，提肩胛肌、头夹肌、后斜角肌从外上到后下。这些肌肉的走行方向决定做手法患者头部体位的方向。胸锁乳突肌手法体位：头前俯、侧弯、转向对侧；前、中斜角肌手法体位：头侧弯、前俯；提肩胛肌、头夹肌、后斜角肌手法体位：头后仰、侧弯、略转向同侧。

（三）诊疗概要

这个区域肌肉多，在头痛、颈痛、肩痛病人中常有敏化点。最常见的敏化点在颈椎横突肌肉附着点，按压时常出现牵涉性症状。斜角肌出现病变时，常卡压臂丛神经根，出现放射性症状。颈部关节活动度大，因此体位对治疗的影响很大。这个区域是经络支配交集区，其敏化点可能不只一条经络的远端穴有效。颈前侧部在颈痛、上肢疼痛、麻木的情况下常出现敏化点。在头痛的患者，第一、第二颈椎横突常高度敏化；在颈痛的患者，常在第五、六颈椎横突处高度敏化。检查时注意用力一定要轻，否则患者会疼痛难忍。

ER-1 前中斜角肌敏化点手法治疗

纵向循经疗法：标准治疗方法。见视频前中斜角肌敏化点手法治疗。

横向循经疗法取穴：在局部敏化点的颈椎同脊髓节段水平寻找敏化点，常在同侧项部。

三、颈项侧后部敏化点

（一）解剖解析

由表及里为皮肤、皮下组织、斜方肌、提肩胛肌、头夹肌、颈夹肌、头半棘肌、颈半棘肌、头上斜肌、头下斜肌、后头大直肌、后头小直肌、肩胛提肌。

肩胛提肌起于颈椎 1~4 横突，止于肩胛骨内上角。

这区域主要有：足太阳经、足少阳经。足太阳经在后正中线旁开 1.3 寸，足少阳经从风池向外斜行到肩井。

（二）体位解析

颈后侧位的压痛点根据所在肌肉不同，手法的体位也不同。上斜方肌手法体位为头侧弯；肩胛提肌治疗体位为：俯卧位或者坐位，头后仰，手臂内收内旋，手放于腰背部，将肩胛骨被动上提。头夹肌手法体位为头后仰并略向同侧旋转；颈夹肌手法体位为头后仰。深部的肌肉（头上斜肌、头下斜肌、后头大直肌、后头小直肌）的敏化点不容易判断，可以根据头后仰、旋转时痛阈的变化来判断：痛阈变小的体位就是手法的体位。

（三）诊疗概要

足少阳经在颈部有两个穴位常出现敏化：完骨、风池，且都是交会穴。完骨是足太阳、足少阳交会穴；风池是足少阳、手少阳、阳维、阳跷脉交会穴。因此这些穴位敏化可以从所有交会的经络找远端敏化点。足太阳膀胱经在颈项只有天柱穴，在天柱穴的敏化非常常见，引起头颈部疼痛。注意风池和天柱的位置关系。督脉在颈项的穴位有三个，风府、哑门和大椎。哑门、风府是督脉与阳维脉的交会穴，大椎是督脉与手足六阳经的交会穴。颈项侧后部的检查重点在上颈部第一、二椎体附近的压痛点、激痛点。$C_{3\sim7}$ 的敏化点在概率上少些，但也不少见。

ER-2 上斜方肌敏化点手法治疗

提肩胛肌与肩胛骨连接处常出现敏化点，提肩胛肌肌腱在肩胛角前、中、后三部分，分别归属于手阳明、手少阳和手太阳经。

颈项痛的检查除了找敏化点外，一定要检查颈部运动与疼痛的关系，颈部的活动度。颈部运动有 6 个方向：前屈、后仰、左侧弯、右侧弯、左旋转、右旋转。检查运动时要判断哪个运动受限最多、最痛。治疗完后如果这些运动都没有疼痛或疼痛减轻很多，说明治疗是成功的。

ER-3 提肩胛肌敏化点手法治疗

颈部活动范围大，肌肉多，治疗时应根据颈部的敏化点部位的不同，采用不同的姿势，以达到最佳治疗效果。

纵向循经疗法：标准治疗方法。见视频上斜方肌、提肩胛肌敏化点手法治疗。

横向循经疗法取穴：在局部敏化点的颈椎同脊髓节段或邻近脊髓节段组织寻找敏化点，常在同侧项部。

四、颈部敏化点诊疗小结

颈项敏化点在头、颈、肩等部位的病症中常出现敏化点。颈部活动度大，因此其体位对治疗效果的影响很大。在诊断上要分清敏化点所在的五体组织。在治疗上，一定要采用特定的体位，才能获得最佳治疗效果。颈部肌肉敏化点比较常见。其中斜角肌、提肩胛肌、上斜方肌的敏化点最常见。

第 3 节　肩部敏化点的诊疗

一、肩前部敏化点

（一）解剖解析

肩前面部分的解剖从表到里分别是皮肤、皮下组织、深筋膜、胸大肌、胸小肌、三角肌前部、肱二头肌、喙肱肌、肩胛下肌腱、背阔肌肌腱、小圆肌肌腱，再往里是关节囊。骨性标志主要有喙突、小结节、小结节嵴、大结节嵴、结节间沟、肩峰。喙突外侧是肱二头肌、喙肱肌起始点，下方是胸小肌终止点。肱骨小结节是肩胛下肌的终止点。小结节嵴是大圆肌终止点。大结节前侧是冈上肌终止点。大结节嵴是胸大肌终止点。结节间沟是背阔肌终止点。肩峰是三角肌起始点。肱二头肌长头穿过结节间沟。喙突下的深部有腋动脉、臂丛神经穿过。

肩前面的经络有手太阴经、手厥阴经分布。

（二）体位解析

肩部疼痛的患者，姿势不正的患者，肩一般向前移位，肩内旋，胸前面的肌肉紧张度增高。胸大肌的治疗姿势是肩被动内收、内旋；胸小肌的治疗姿势是肩胛骨被动前、下移位；三角肌前部的治疗姿势是肩被动外展；肱二头肌的治疗姿势是被动手掌上翻、曲肘、肩外展；肩胛下肌腱、背阔肌肌腱、大圆肌肌腱的治疗姿势是肩被动内旋、内收。

（三）诊疗概要

触诊时要找到敏化点所在的五体组织。

纵向循经疗法：远端取穴是手太阴经五输穴或手厥阴经五输穴附近敏化点。采用标准治疗方法。见视频肩胛下肌、肱二头肌敏化点手法治疗。

ER-4　肩胛下肌敏化点手法治疗（一）　　　ER-5　肩胛下肌敏化点手法治疗（二）　　　ER-6　肱二头肌敏化点手法治疗

横向循经疗法：肩前部皮肤敏化点远端敏化点可在胸骨平第一肋骨处、$C_{4～6}$水平组织寻找。其余步骤参照标准治疗方法。肩部肌肉的远端敏化点在与该肌肉传入 C 神经纤维同脊髓节段或相邻脊髓节段的组织寻找。

二、肩部外侧敏化点

（一）解剖解析

肩外面部分的解剖从表到里分别是皮肤、皮下组织、深筋膜、三角肌中部、斜方肌上部、冈上肌。骨性标志有冈上窝、肩峰、肱骨大结节、三角肌粗隆。冈上肌起于冈上窝，穿过肩峰下通道，终止肱骨大结节前部。在肩峰与冈上肌腱之间有滑囊。三角肌起于肩峰，止于三角肌粗隆。

肩部外侧有手阳明经、手少阳经循行。

（二）体位解析

这个部位的治疗可采用坐位、俯卧位、仰卧位。三角肌中部、冈上肌的治疗姿势是肩外展90°。

（三）诊疗概要

远端取手阳明大肠经或手少阳三焦经的五输穴，以合谷、曲池、手三里、中渚穴附近敏化点最常见，有时在第2、3、4掌骨之间的组织中找到敏化点。肩峰滑囊炎时，用针刺入滑囊，滑囊内液体流出后，肩峰下通道压力会降低，起到很好的治疗效果。见视频冈上肌敏化点手法治疗。

ER-7　冈上肌敏化点手法治疗

三、肩部后侧敏化点

（一）解剖解析

肩后面解剖从表到里分别为皮肤、皮下组织、深筋膜、三角肌后部、冈下肌、小圆肌、大圆肌、背阔肌、肱三头肌。骨性标志有冈下窝、肩胛骨外缘、肩峰、肱骨小结节、结节间沟。冈下肌起于冈下窝，止于肱骨小结节中部。小圆肌起于肩胛骨外缘上部，止于肱骨小结节后部。大圆肌起于肩胛骨外缘下部，止于小结节嵴。肱三头肌长头起于肩胛骨盂下粗隆，肱三头肌内侧头和长头起于肱骨近端的后缘。

手太阳经循行于肩后侧。

（二）体位解析

治疗以俯卧位最好。三角肌后部的治疗姿势是肩外展90°，肩略后曲；冈下肌、小圆肌的治疗姿势是肩内收、外旋；大圆肌、背阔肌的治疗姿势是肩内收、内旋；肱三头肌的治疗姿势是肩微后伸，肘关节伸直。

ER-8　冈下肌、小圆肌敏化点手法治疗

（三）诊疗概要

纵向循经疗法：采用标准治疗方法。肩后侧只有手太阳经循行，远端敏化点在手太阳经五输穴附近寻找。冈下肌、小圆肌出现阿是穴（激痛点）非常常见。见视频冈下肌、小圆肌敏化点手法治疗。

横向循经疗法：远端敏化点在颈椎$C_{5\sim7}$棘突旁边寻找。如果敏化点在皮

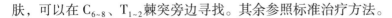

肤，可以在 $C_{6\sim8}$、$T_{1\sim2}$ 棘突旁边寻找。其余参照标准治疗方法。

（四）病案举例

一例 54 岁男性患者，在后院整理草坪时突然右肩疼痛，不能上抬，不能右侧卧。4 天后就诊。就诊时，右臂上抬约 75° 时疼痛。触诊发现右侧肩胛骨外缘上半部（小圆肌）压痛。远端后溪穴附近压痛。诊断为右侧手太阳经病变。局部取小圆肌敏化点，远端取后溪穴敏化点。病人俯卧位，上臂内收、外旋。采用标准治疗方法。治疗完，右臂立即能抬高到 170°。2 天后患者打电话取消预约，右臂上抬完全不痛，不需要治疗了。

四、腋窝敏化点

（一）解剖解析

肩下面解剖从表到里分别为皮肤、皮下组织、深筋膜，深部有肩胛下肌、腋动脉、腋静脉、关节囊下部。

手少阴经从腋下穿过。

（二）体位解析

腋下组织在肩内收时处于放松状态。肩胛下肌在肩内收、内旋时处于放松状态。腋窝正中（极泉）附近的敏化点治疗时上臂内收即可。

（三）诊疗概要

肩下侧（腋窝）敏化点常常漏诊，就是因为它的部位隐蔽。

纵向循经疗法：采用标准治疗方法。远端敏化点在手少阴经或手厥阴经五输穴附近寻找。

横向循经疗法：采用标准治疗方法。远端敏化点在 $C_{6\sim8}$、T_1 棘头旁边或胸骨平第 1 肋骨处寻找。

第 4 节　肘部敏化点的诊疗

一、肘外侧敏化点

（一）解剖解析

肘外侧解剖从表到里分别为皮肤、皮下组织、深筋膜、桡侧腕伸长肌、指伸肌、小指伸肌、尺侧腕伸肌、肘肌、旋后肌、肱桡肌、桡侧腕伸肌。局部骨性标志主要是肱骨外髁，是手腕伸肌肌群的起始点。

局部有手太阴经、手阳明经循行。

（二）体位解析

肘外侧肌肉跨过肘关节和腕指关节。肘关节轴线穿过肱骨内外髁，位于轴线前面的肌肉在肘屈体位治疗，位于轴线后面的肌肉在肘伸体位治疗。肘外侧肌肉跨过腕指关节轴线外侧，所以治疗体位是腕关节、指关节被动伸直（不要过度腕伸）。

（三）诊疗概要

常见疾病为网球肘。常见的敏化点出现在手三里、曲池、尺泽穴以及肱骨外髁附近。

纵向循经疗法：远端敏化点为手阳明经或手太阴经五输穴附近。采用标准治疗方法。见视频网球肘的治疗。

横向循经疗法：远端敏化点在 $C_{6~7}$、T_1 脊髓节段组织，采用标准治疗方法。

ER-9　网球肘的治疗

（四）病案举例

一 65 岁男性患者，诉左侧肘部疼痛半年余，在搬东西时疼痛加重。体检时发现左侧肱骨外髁、手三里穴位附近敏化点，远端合谷附近、肱二头肌长头肌腱、左侧第 5 颈椎横突敏化点。治疗：局部取左侧肱骨外髁、手三里、肱二头肌长头肌腱和第 5 颈椎横突敏化点，远端取合谷附近敏化点。采用标准治疗方法。针刺完毕，患者虽疼痛减轻很多，治疗 5 次后，左侧肘部疼痛消失，提 5kg 重物未感到疼痛。

二、肘内侧敏化点

（一）解剖解析

肘内侧解剖从表到里分别为皮肤、皮下组织、深筋膜，主要有前旋肌、桡侧腕屈肌、掌长肌、尺侧腕屈肌、指屈浅肌、指屈深肌。局部骨性标志主要是肱骨内髁，是手腕屈肌肌群的起始点。

局部有手厥阴经、手少阴经、手太阳经循行。

（二）体位解析

肘内侧肌肉跨过肘关节和腕指关节。肘关节轴线穿过肱骨内外髁，位于轴线前面的肌肉在肘屈体位治疗，位于轴线后面的肌肉在肘伸体位治疗。肘内侧肌肉跨过腕指关节轴线内侧，所以治疗体位是腕屈、指屈。桡侧腕屈肌、尺侧腕屈肌、掌长肌手法治疗体位为腕屈；指屈浅肌、指屈深肌手法治疗体位为腕屈、指屈；前旋肌手法治疗体位为前臂被动旋前。

（三）诊疗概要

常见病症为高尔夫球肘。

纵向循经疗法：远端敏化点在手厥阴经、手少阴经、手太阳经五输穴附近寻找。采用标准治疗方法。见视频高尔夫球肘的治疗。

ER-10　高尔夫
球肘的治疗

横向循经疗法：远端敏化点在 C_8、$T_{1\sim2}$ 脊髓节段组织，采用标准治疗方法。

第 5 节　手指、手掌、手腕敏化点的诊疗

（一）解剖解析

手腕肌肉很多，包括：手内部肌肉；桡侧腕屈肌、掌长肌、尺侧腕屈肌；桡侧腕伸肌、尺侧腕伸肌；指屈浅肌、指屈深肌；指伸肌、小指伸肌；拇长伸肌、拇短伸肌、拇长展肌等等。手指、手腕、手掌的关节多。

（二）体位解析

位于掌侧的肌肉的治疗体位多为指屈，位于背侧的肌肉的治疗体位为指伸。桡侧腕屈肌、掌长肌、尺侧腕屈肌的手法治疗体位为被动腕屈；桡侧腕伸肌、尺侧腕伸肌的手法治疗体位为被动腕伸；指屈浅肌、指屈深肌的手法治疗体位为腕屈、指屈；拇长伸肌、拇短伸肌的手法治疗体位为被动拇指后伸；拇长展肌的手法治疗体位为被动拇指外展。

（三）诊疗概要

手的关节很多，手的肌肉也很多。根据其敏化点的部位，判断其病变经络。

纵向循经疗法：远端敏化点在同经的五输穴附近寻找，一般采用肘部的合

穴附近的敏化点。采用标准治疗方法。

横向循经疗法：远端敏化点可以取颈部同脊髓节段组织的敏化点。采用标准治疗方法。

（四） 病案举例

［病例 1］

一 24 岁男性患者，拳击时右手背受伤 3 天后就诊。就诊时右手背肿胀、压痛，右手腕屈伸疼痛增加。精确触诊，局部皮肤、筋膜、骨膜、肌腱都敏化。右侧手三里附近发现敏化点，定位在筋膜。治疗：腕微伸，一手指按压手三里敏化点，另一手指轻轻按在肿胀部位，几秒钟后，患者诉肿胀部位疼痛明显减轻。继续按压手三里敏化点，轻揉肿胀组织，30 秒后，患者诉肿胀处疼痛基本消失，腕屈伸活动度明显增加，屈伸时没有明显疼痛。随后，腕屈、腕伸拉筋 30 秒。2 天后复诊，肿胀基本消失，仍有轻微疼痛，手腕活动度明显增加。继续按上述方法治疗 2 次，疼痛消失，腕活动度恢复正常。

［病例 2］

一中年女性，右手第 2 指疼痛约两月，手指活动时疼痛加重。体检在右手第 2 指间关节背侧发现一米粒大小的痛性硬结，远端在手三里穴附近发现敏化点。精确定位局部和远端敏化点都在筋膜。采用标准方法。针刺完毕，局部疼痛、压痛消失。针刺 2 次，手指疼痛完全消失，不需要继续治疗。

第 6 节　手指敏化点的关节手法

（一） 解剖解析

手指关节包括掌指关节、近端指尖关节、远端指尖关节。

（二） 体位解析

手指自然放松状态。

（三） 诊疗概要

找到局部敏化点后，在该敏化点附近的关节的左右两侧的近端和远端同时用力向对侧按压（图 14-6），如果该敏化点压痛减轻，则该关节手法用力方向是正确的。如果不减轻，则将近端和远端的手指对换，即放于远端的手指改为放在近端，放在近端的手指改为放在远端，左右两侧同时用力向对侧按压，如果该敏化点压痛减轻，则该关节手法用力方向是正确的。如果仍然无效，则需要添加一定的围绕长轴旋转的力量。找到关节手法正确方向后，可以用贴扎固定。

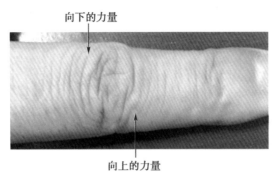

图 14-6　手指指关节手法

（四）病案举例

一 56 岁女性，诉右手拇指肿痛 3 天，不能使用鼠标，无法工作。X 线片示骨性关节炎。体检时发现右手掌指关节肿胀，指屈伸时疼痛加重。局部在第 1 掌指关节内侧缘发现敏化点，远端手三里穴附近发现敏化点。关节手法：一手拇指和食指分别置于患者第 1 掌指关节的外侧远端和内侧近端，同时向对侧轻轻按压。另一手食指轻轻按压患者第 1 掌指关节内侧缘敏化点。治疗 5 秒钟左右，局部敏化点消失。接着针刺局部和远端敏化点。治疗结束，患者诉疼痛好多了。2 天后，患者打电话取消预约，手指已经不痛，肿胀消失，能够正常上班。

第 7 节　胸、腹、腰、背敏化点的诊疗

（一）解剖解析

脊椎的棘突和横突可能能够触及。棘突上有棘上韧带、项韧带，棘突间有棘间韧带，横突间有横突间韧带。深部与椎弓邻近的有黄韧带。椎体前后有前、后纵韧带。这些韧带，特别是后纵韧带，有丰富的传入 C 神经感受器分布。其传入 C 神经进入脊神经后支。

背部的肌肉分为外部肌肉和内部肌肉。外部肌肉控制四肢和呼吸运动，有斜方肌、肩胛提肌、菱形肌。外部肌肉的传入 C 神经纤维主要进入颈脊神经前支。内部肌肉控制脊柱的运动和姿势的维持，分为浅、中、深层肌肉。浅层肌肉：颈夹肌、头夹肌。中层肌肉：髂肋肌、最长肌、棘肌。深部肌肉有：半棘

肌、多裂肌、回旋肌、棘间肌、横突间肌、提肋肌。内部肌肉的传入 C 神经纤维主要进入颈脊神经后支。

胸部筋膜、胸骨、肋骨、肋间肌肉的传入 C 神经感受器按照 $T_{1~6}$ 脊髓节段分布。

腹部皮肤、筋膜、肌肉的传入 C 神经感受器从背部往前下方向到达前正中线（$T_{7~12}$）。腹部有腹外斜肌（$T_{7~11}$）、腹内斜肌（$T_7 \sim L_1$）、腹横肌（$T_7 \sim L_1$）、腹直肌（$T_{7~12}$）。80% 的人在腹直肌腱膜的最下部有锥形肌。

背部的皮肤、肌肉、筋膜、关节的传入 C 神经纤维感受器按照 $T_{1~12}$ 脊髓节段分布。

腰部的皮肤的传入 C 神经纤维感受器按照 $L_{1~5}$ 脊髓节段分布，方向从后正中线向前外侧走行。

（二）体位解析

为了使肌肉放松，并且便于操作，脊柱的治疗体位一般为俯卧位。脊柱关节的运动轴有前后轴、左右轴和垂直轴。前后轴、左右轴都在水平面，垂直轴在矢状面。背部的肌肉多在左右轴的后面，所以在俯卧时可以使用枕头置于特定部位，使治疗体位处于后屈体位，这样，肌肉就处于放松状态。如果是一侧的肌肉疼痛，可以使脊柱弯向该侧，使治疗的肌肉处于放松状态。

腹外斜肌触诊、治疗体位：双膝屈曲并转向同侧。腹内斜肌触诊、治疗体位：双膝屈曲并转向对侧。腹直肌触诊、治疗体位：双膝屈曲并在臀部、背部放置枕头。腹横肌触诊、治疗体位：仰卧位、屈膝。

（三）诊疗概要

脊椎附近的敏化点包括脊柱及其两侧的敏化点，包括督脉、华佗夹脊、足太阳经循行部位的组织。如果是肌肉病变，应该分清是外部肌肉还是内部肌肉。外部肌肉的横向循经疗法的远端敏化点主要在颈部。内部肌肉、韧带、关节、皮肤的敏化点，在局部敏化点传入 C 神经纤维所在的脊髓节段相同或相邻脊髓节段的组织。

ER-11　腰部、臀部敏化点手法治疗

脊柱附近的敏化点的治疗可用纵向循经疗法、横向循经疗法。纵向循经疗法主要采用足太阳经、督脉的循行路线寻

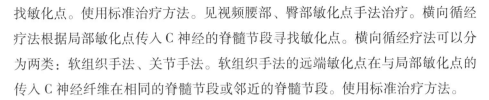

找敏化点。使用标准治疗方法。见视频腰部、臀部敏化点手法治疗。横向循经疗法根据局部敏化点传入 C 神经的脊髓节段寻找敏化点。横向循经疗法可以分为两类：软组织手法、关节手法。软组织手法的远端敏化点在与局部敏化点的传入 C 神经纤维在相同的脊髓节段或邻近的脊髓节段。使用标准治疗方法。

（四）病案举例

一 21 岁女性，诉左侧背部剧痛，深呼吸时疼痛加重，夜间不能入睡两天。体检时发现左侧第四胸肋关节处敏化点，沿着第 4、5 肋间隙发现多处敏化点，膻中穴高度敏化。患者拒绝针灸治疗，单纯采用手法治疗。患者取坐位，双手交叉置于项部。医者一手食指按压第 4 胸肋关节处敏化点，一手食指按压膻中穴，10 秒左右，患者诉第四胸肋关节处敏化点压痛消失，但膻中穴敏化点还有压痛。接着同时按压膻中穴敏化点和第 4、5 肋间隙敏化点。将这些敏化点操作完毕，所有的敏化点压痛都消失。患者离开诊所时，诉已经没有疼痛。第 2 天复诊，患者诉昨夜睡眠良好，背部仅隐痛。体检仅有膻中穴和第四胸肋关节处敏化点轻微压痛。第 2 次治疗后，疼痛完全消失。不需要继续治疗。

第 8 节　脊柱横向循经疗法的关节手法

（一）解剖解析

脊柱有 7 块颈椎、12 块胸椎、5 块腰椎、5 块骶椎、4 块尾椎，是人体躯干的负重结构。其中 5 块骶椎融合成骶骨，4 块尾椎融合成尾骨。从颈椎到第一尾椎两侧各 25 个小关节，前面是椎体。椎体和小关节负重比例随着体位的变化而变化。正态体位时，椎体负重约 3/4。脊柱有颈、胸、腰、骶生理弯曲，颈、腰为后屈，正常为 2°，胸、骶为前屈，正常为 1°。

小关节是平面滑囊关节，帮助控制脊椎的活动。小关节错位、滑囊变紧、小关节卡住是产生疼痛的常见原因。生理情况下，小关节的平面在颈、胸、腰椎与水平面的夹角不同，在矢状面上的夹角分别为 45°、60°、90°。这个夹角随着脊椎四个弯曲的改变而改变。小关节的传入 C 神经纤维进入脊神经后支。

（二）体位解析

同胸、腹、腰、背敏化点的诊疗的体位。

（三）诊疗概要

脊椎附近的敏化点包括脊柱及其两侧的敏化点，包括督脉、华佗夹脊、足太阳经循行部位的组织。如果是肌肉病变，应该分清是外部肌肉还是内部肌肉。外部肌肉的横向循经疗法的远端敏化点主要在颈部。内部肌肉、韧带、关节、皮肤的敏化点，在局部敏化点传入 C 神经纤维所在的脊髓节段相同或相邻脊髓节段的组织。

脊柱关节手法主要是通过作用于脊椎的棘突或横突，使局部敏化点压痛减轻或消失的方法。

1. 棘突的手法操作　见图 14-7。

（1）后前按压：第二颈椎棘突按压朝鼻尖方向，其他颈椎棘突为约 45°方向，胸椎为约 60°方向，腰椎为约 90°方向。

（2）左右、右左方向按压：即从棘突侧面，由右向左，或由左向右按压。

2. 横突手法的操作　由后向前按压一侧的横突，见图 14-7。

以上棘突或横突的操作手法，作为横向刺激疗法中的远端敏化点操作手法。其余的步骤同标准治疗方法。

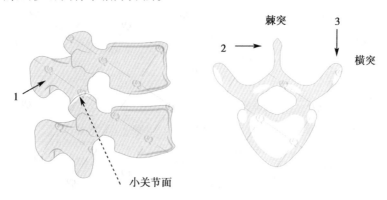

图 14-7　横向循经疗法的脊柱关节手法示意图

1. 棘突后前按压力的方向：第 2 颈椎棘突按压朝鼻尖方向，其他颈椎
棘突为约 45°方向，胸椎为约 60°方向，腰椎为约 90°方向；2. 棘突左
右按压力的方向；3. 横突后前按压力的方向

（四）病案举例

一 13 岁女性，诊断为脊柱右侧弯。近两周背痛加重。体检：胸椎右侧弯。胸椎两侧压痛。治疗：一手食指按压脊椎左侧敏化点，右手食指置于棘突右

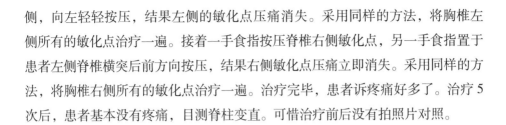

侧，向左轻轻按压，结果左侧的敏化点压痛消失。采用同样的方法，将胸椎左侧所有的敏化点治疗一遍。接着一手食指按压脊椎右侧敏化点，另一手食指置于患者左侧脊椎横突后前方向按压，结果右侧敏化点压痛立即消失。采用同样的方法，将胸椎右侧所有的敏化点治疗一遍。治疗完毕，患者诉疼痛好多了。治疗 5 次后，患者基本没有疼痛，目测脊柱变直。可惜治疗前后没有拍照片对照。

第 9 节　臀骶部敏化点的诊疗

（一）解剖解析

臀骶部解剖从表到里分别为皮肤、皮下组织、深筋膜、臀大肌、臀中肌、臀小肌、梨状肌、上孖肌、闭孔内肌、内孖肌、股方肌等。这些肌肉都止于股骨大转子，因此也属于髋关节肌肉。臀部有骶髂关节，是传递躯干重力到髋部的关节，错位时会引发腰痛。

臀骶部的皮肤的传入 C 神经感受器以肛门为圆心呈环形分布，由肛门往外依次为 S_5、S_4、S_3、S_2、S_1。

这个区域有足太阳经和足少阳经循行。

（二）体位解析

臀部敏化点治疗体位是俯卧位，屈膝，髋关节外展、外旋。

（三）诊疗概要

由于这区域的肌肉、脂肪组织多，深处的敏化点容易漏过。在距离后正中线 3 寸以内的区域属于足太阳经，在距离后正中线 3 寸以外的区域属足少阳经。髂腰肌属于足厥阴经。腰方肌属于足少阳经。远端敏化点分别在足太阳、足少阳和足厥阴经的五输穴附近寻找。

纵向循经疗法：标准治疗方法。见本章第 7 节视频 ER-11 腰部、臀部敏化点手法治疗。

横向循经疗法：主要是腰骶关节手法。

适应证：腰骶关节错位。

错位的诊断：筛选实验：大腿推压试验。方向判断实验：站立前屈试验、腿长短试验、髂前上棘、髂后上棘位置试验。

大腿推压试验：患者仰卧位，大腿屈曲 90°。医者手握大腿，向下用力推压，如果患者诉腰痛为阳性，无痛为阴性。

站立前屈试验：患者站直，医者以双手拇指置于两侧髂后上棘，然后让患者做躯干前屈动作，观察两侧拇指向上运动幅度。如果两侧对称则为阴性，如果不对称则为阳性。

腿长短试验：患者仰卧屈膝，将屁股抬高，然后放下，然后两腿伸直。医者两手拇指摸到患者两侧内踝相同的部位，观察两手拇指的位置是否对称。对称为阴性，不对称为阳性。

髂前上棘、髂后上棘位置试验：患者站直，医者两手拇指摸到两侧髂前上棘相同部位，观察两侧拇指位置是否对称。然后医者两手拇指摸到两侧髂后上棘相同部位，观察两侧拇指位置是否对称。对称为阴性，不对称为阳性。

一般疼痛的一侧为错位的一侧。通过上述 3 个实验可以判断骶髂关节错位的方向。错位方向有前、后、上、下错位。站立时，一侧的髂前上棘、髂后上棘都高于对侧的为向上错位。一侧的髂前上棘、髂后上棘都低于对侧的为向下错位。一侧的髂前上棘高于对侧，而髂后上棘低于对侧，为向后错位。一侧的髂前上棘低于对侧，而髂后上棘高于对侧，为向前错位。

手法：患者俯卧位。向上错位的，用手将髂骨往下移，然后按压局部敏化点，其压痛应该减轻或消失。向下错位的，用手将髂骨往上移，然后按压局部敏化点，其压痛应该减轻或消失。用手将髂骨往下移，然后按压局部敏化点，其压痛应该减轻或消失。纠正错位后，可以有贴扎固定。贴扎方法这里不详细介绍。

（四）病案举例

一 74 岁男性，诉右侧腰部疼痛 2 周，弯腰、从坐位站起时疼痛加重，行走 2~3 条街时疼痛加重。体检时右侧髂后上棘下面的组织敏化，昆仑、委中、足临泣附近找到敏化点。腿长短试验：右腿长于左腿。诊断为右骶髂关节前旋错位。手法治疗：患者俯卧位，一手按压局部敏化点，一手扣住患者右侧髂前上棘，用力使患者髂骨后旋，同时询问患者局部敏化点压痛的变化，患者诉压痛已经消失。接着俯卧位屈膝，局部敏化点和远端昆仑、委中、足临泣附近敏化点采用针刺。针刺后从右侧髂前上棘向后贴扎，胶带跨过后正中线。治疗完毕，患者诉腰痛症状消失。连续治疗 5 次后，患者腰痛完全消失，不需要治疗。

第 10 节　髂腰肌敏化点的诊疗

（一）解剖解析

髂腰肌包括髂肌和腰大肌，两者的肌腱终止于股骨小转子，都是屈髋肌，所以放在一起讲述。腰大肌主要起始于 $T_{12} \sim L_5$ 椎体和横突，髂肌起于髂嵴、髂窝。因为当代人生活中坐位时间长，所以髂腰肌变短比较常见，特别是中老年人群。

（二）体位解析

仰卧屈髋位或侧卧屈髋位。

ER-12　髂腰肌敏化点手法治疗

（三）诊疗概要

髂腰肌缩短时常常敏化，即触诊时有压痛。注意，髂腰肌可能非常敏感，触诊到疼痛后，不要再加力，采用逆向刺激疗法降低疼痛后可以适当加力。

纵向循经疗法：局部敏化点在髂腰肌上，远端敏化点在肝经五输穴附近寻找。仰卧屈髋位，从髂前上棘开始，沿着髂骨内缘触诊寻找敏化点。侧卧屈髋位，在腰方肌的前方，向下触诊，寻找敏化点。见视频髂腰肌敏化点手法治疗、髂腰肌的牵拉。

ER-13　髂腰肌的牵拉

（四）病案举例

一 82 岁男性患者，诉腰痛已经 2 年多，行走时疼痛加重。他女儿是理疗师，理疗无效。患者行走时躯干前屈姿态，步伐减小。体检时髂腰肌高度敏化，轻压即疼痛难忍。远端太冲、足临泣穴附近发现敏化点。治疗：仰卧屈髋位，远端按压太冲、足临泣附近敏化点，局部轻按髂腰肌。10 秒钟左右，患者诉髂腰肌疼痛减轻。保持远端敏化点的按压，髂腰肌按压逐渐增加压力，扩大按压范围。仰卧屈髋位治疗完毕后，采用侧卧屈髋位治疗。医者一手从腰方肌外缘向下按压腰大肌，一手按压患者远端太冲、足临泣附近敏化点，采用标准治疗方法。结束后，采用仰卧位髂腰肌拉伸 30 秒（见第 15 章"髂腰肌拉伸法"）。治疗完毕，患者诉腰痛已经缓解，走路轻松很多。连续治疗 12 次，患者腰痛完全消失，能够走 1.5km 没有任何疼痛。

第 11 节　腰方肌敏化点的诊疗

（一）解剖解析

腰方肌起于第 12 肋骨后半部下缘和腰椎横突，止于髂嵴内缘和髂腰韧带。腰方肌的前方有腰大肌。其传入 C 神经纤维进入 T_{12} 和 $L_{1\sim4}$ 脊神经前支。

（二）体位解析

触诊、治疗体位：俯卧位，在胸部垫一枕头，并使躯干向触诊侧侧弯。

（三）诊疗概要

纵向循经疗法：标准治疗方法。腰方肌在髂嵴处常出现敏化点，远端敏化点在足少阳经五输穴附近寻找。腰方肌在腰椎横突处常出现敏化点，其传入 C 神经纤维进入腰脊神经前支，远端敏化点在足太阳经五输穴附近寻找。

横向循经疗法：腰方肌敏化点，远端敏化点在腰 T_{12}、$L_{1\sim4}$ 脊髓节段的组织寻找。

（四）病案举例

一 27 岁餐馆工作人员，诉有大腿外侧麻木、刺痛一周。MRI 示腰椎无异常改变。体检：下肢直腿抬高试验阴性。在右侧腰方肌与髂骨的连接处有两个敏化点，按压时右侧大腿外侧麻木、刺痛，远端足临泣附近找到敏化点。患者俯卧位，右侧大腿外展。远端针刺足临泣附近敏化点，局部针刺腰方肌敏化点。标准治疗方法。针刺完毕后拉伸腰方肌 30 秒。治疗完毕，患者有大腿麻木、刺痛消失。治疗 3 次后，患者恢复工作，无需继续治疗。

第 12 节　髋部敏化点的诊疗

一、腹股沟区的敏化点

（一）解剖解析

腹股沟区解剖从表到里分别为皮肤、皮下组织、深筋膜、缝匠肌、股直肌，深部有股动脉、股静脉、骨神经。

腹股沟区皮肤的传入 C 神经纤维进入 L_{1-2} 脊神经。

（二）体位解析

股直肌的治疗体位是坐位，膝关节伸直；缝匠肌的治疗
体位是坐位，膝关节屈曲且股骨外旋。

ER-14 股直肌
敏化点手法
治疗

（三）诊疗概要

腹股沟区主要由足阳明经、足少阳经、足厥阴经、足太
阴经分布。远端敏化点在上述经络五输穴附近寻找。

纵向循经疗法：标准治疗方法。见视频股直肌敏化点手
法治疗、股直肌的牵拉。

横向循经疗法：远端敏化点在 L_{1-2} 脊髓节段的组织寻找。

ER-15 股直肌
的牵拉

（四）病案举例

一中年男子，自结婚开始出现射精痛，已经 20 多年了。
诊断不清楚，试过中药、西药治疗无效。患者已经放弃治疗。
本次因为腰痛就诊。在半坐位的情况下触诊时，在髂前上棘下面（即缝匠肌
起点）找到敏化点，在耻骨侧面找到敏化点。远端太冲、陷谷附近找到敏化
点。坐位远端针刺太冲、陷谷处敏化点，局部针刺髂前上棘下面及耻骨敏化
点。拔针后，患者诉腰痛消失。2 天后复诊报告，射精已经没有明显疼痛。连
续治疗 7 次，患者腰痛、射精痛完全消失，不需要继续治疗。

二、髋外侧区的敏化点

（一）解剖解析

臀骶部解剖从表到里分别为皮肤、皮下组织、深筋膜、
臀大肌、臀中肌、臀小肌、阔筋膜肌。骨性标志主要是股骨
大转子。股骨大转子附近有滑囊。

这个区域主要由足少阳经循行。

ER-16 阔筋膜
张肌敏化点手
法治疗

（二）体位解析

臀大肌、臀中肌、臀小肌治疗体位是俯卧位，屈膝，髋
关节外展、外旋；阔筋膜肌治疗体位是髋关节外展。

（三）诊疗概要

阔筋膜肌肌腱很长，连接到膝部。远端敏化点在足少阳经五输穴附近寻找。

纵向循经疗法：标准治疗方法。见视频阔筋膜张肌敏化点手法治疗、阔筋膜张肌的牵拉。

ER-17 阔筋膜张肌的牵拉

（四）病案举例

一24岁男性患者，酷爱长跑。两年前车祸致股骨颈骨折，行内固定手术。术后恢复良好，但在跑步时髋关节外侧疼痛。体检：髋关节手术瘢痕处有两个痛性结节，远端阳陵泉附近发现敏化点。治疗：俯卧位，屈膝，髋关节外展、外旋，远端针刺阳陵泉，近端针刺那两个痛性结节。针刺完毕后，采用拉伸手法。治疗完毕，患者诉疼痛缓解。两天后复诊，患者诉跑步20分钟没有疼痛。连续治疗6次，患者跑步35分钟没有任何疼痛，不需要继续治疗。

三、髋后侧区的敏化点

（一）解剖解析

髋后侧区解剖从表到里分别为皮肤、皮下组织、深筋膜、臀大肌、半腱肌、半膜肌、股二头肌，深部有股内收肌。

足少阴经循行于内侧，足太阳经循行于中，足少阳经循行于外侧。

（二）体位解析

臀大肌的治疗体位是俯卧位，屈膝，髋关节外展、外旋，在膝盖下放一枕头更好；半腱肌、半膜肌、股二头肌的治疗体位是俯卧位，屈膝，在膝盖下放一枕头。

（三）诊疗概要

纵向循经疗法：内侧半腱肌、半膜肌属于肾经支配，远端敏化点在足少阴经五输穴附近；外侧半腱肌、半膜肌属于足少阳经，远端敏化点在足少阳经五输穴附近。大腿后侧中间属于足太阳经，远端敏化点在足太阳经五输穴附近。使用标准手法。治疗完毕后应该进行牵拉，见视频直腿抬高牵拉。

ER-18 直腿抬高牵拉

第 13 节　膝关节敏化点的诊疗

一、膝关节内侧面敏化点

（一）解剖解析

膝关节内侧面解剖从表到里分别为皮肤、皮下组织、深筋膜、缝匠肌、半腱肌、半膜肌、股四头肌内侧肌、内侧膝关节韧带、腓肠肌内侧头、腘肌、股骨、胫骨。

从前向后分别有足太阴经、足厥阴经、足少阴经循行。

（二）体位解析

缝匠肌的治疗体位是坐位，屈膝，股骨外旋；半腱肌、半膜肌的治疗体位是俯卧屈膝；股四头肌内侧肌的治疗体位是坐位，膝伸直；腓肠肌内侧头的治疗体位俯卧屈膝。

（三）诊疗概要

膝关节的敏化点在膝关节内侧最常见，按照前中后分别有足太阴经、足厥阴经、足少阴经循行。远端敏化点除了在相应的五输穴附近找外，三阴交也是一个常用的远端穴位，其附近常有敏化点，对三条阴经的局部敏化点都有用。

ER-19　膝关节内侧敏化点手法治疗

纵向循经疗法：标准治疗方法。见视频膝关节内侧敏化点手法治疗。

（四）病案举例

一32岁女性，在跑步时右膝疼痛加重。患者诉从13岁开始有右膝疼痛，使用药物治疗只能临时缓解，停药后仍然疼痛。体检时发现右膝关节内侧大量小结节，部分为痛性结节，部分为无痛性结节。大部分结节在皮肤，有一个结节在半腱肌上，一个结节在股四头肌上。远端三阴交、太冲、陷谷等穴位附近找到敏化点。治疗：远端针刺三阴交、太冲、陷谷等穴位附近敏化点，采用坐位直刺法针刺股四头肌结节，俯卧位针刺半腱肌结节，俯卧位平刺法针刺皮肤结节。针刺完毕后拉伸下肢内侧皮肤、半腱肌和股四头肌。治疗完毕，患者诉针刺局部有轻微酸痛，但比针刺前减轻了。连续治疗两次后，患者膝关节疼痛消失，跑步15分钟没有疼痛。

二、膝关节正前面的敏化点

（一）部位解析

膝关节正前面解剖从表到里分别为皮肤、皮下组织、深筋膜、股四头肌、髌骨、髌韧带、股骨、胫骨。

膝关节正前面有足太阴经和足阳明经循行。

（二）体位解析

股四头肌通过髌骨连接髌韧带，在膝关节伸直、坐位的情况下，股四头肌和髌韧带处于放松状态。

（三）诊疗概要

以髌骨肌腱正中线为分界，内侧属于足太阴经，远端敏化点常在足太阴经五输穴附近；外侧属于足阳明经，远端穴位在足阳明经五输穴附近。

纵向循经疗法：标准治疗方法。见视频股直肌、髌骨敏化点手法治疗、髌骨肌腱炎疼痛的检查和治疗。

ER-20 髌骨敏化点手法治疗

ER-21 髌骨肌腱炎疼痛的检查和治疗

（四）病案举例

一 47 岁男性，诉上下楼、下蹲时左膝疼痛半年，加重 4 天。体检时发现左侧髌骨下缘、髌韧带处敏化点，远端陷谷处敏化点。治疗方法：患者坐位，远端针刺陷谷处敏化点，近端针刺局部敏化点。针刺完毕后拉伸股四头肌 30 秒。治疗完毕，患者下蹲时疼痛消失，局部按压疼痛消失。连续治疗 5 次后，患者下蹲、上下楼完全不痛，不需要继续治疗。

三、膝关节外侧面的敏化点

（一）解剖解析

膝关节外侧面解剖从表到里分别为皮肤、皮下组织、深筋膜、阔筋膜肌腱、股四头肌外侧肌、膝外侧韧带、股骨、胫骨、腓骨头。

足阳明经循行于前，足少阳经循行于中后部。

（二）体位解析

阔筋膜肌腱、股四头肌外侧肌的治疗体位是仰卧或俯卧，下肢外展。

（三）诊疗概要

股四头肌外侧肌属于足阳明经支配，远端敏化点在足阳明经五输穴附近；阔筋膜肌腱属于足少阳经支配，远端敏化点在足少阳经五输穴附近。

纵向循经疗法：标准治疗方法。见视频膝关节外侧敏化点手法治疗。

ER-22　膝关节外侧敏化点手法治疗

四、膝关节后面的敏化点

（一）部位解析

膝关节后面解剖从表到里分别为皮肤、皮下组织、深筋膜、半腱肌、半膜肌、股二头肌、腘肌、腓肠肌、跖肌、股骨、胫骨、腓骨。

足少阴经循行于内侧，足太阳经循行于中，足少阳经循行于外侧。

（二）体位解析

这个区域的治疗体位是俯卧位屈膝，可以放几个枕头于小腿下来维持这个体位。

ER-23　膝关节后侧敏化点手法治疗

（三）诊疗概要

这个部位治疗的效果受体位影响很大。该部位远端敏化点在足少阴经、足太阳经、足少阳经的五输穴附近。

纵向循经疗法：标准治疗方法。见视频膝关节后侧敏化点手法治疗。

第 14 节　足、踝敏化点的诊疗

因为五输穴除合穴以外，都分布在踝关节及足附近。因此，远端取穴可能需要取膝关节附近的穴位。

一、足、踝内侧面敏化点

（一）解剖解析

足内侧面解剖从表到里分别为皮肤、皮下组织、筋膜、胫后肌、趾长屈肌、拇长屈肌、骨膜。

内踝为足太阴经循行，内踝后面为足少阴经循行。

（二）体位解析

在内踝下面后面的敏化点采用内收、掌屈体位。

（三）诊疗概要

足、踝内侧面的敏化点可采用三阴交附近敏化点作为远端敏化点，也可以采用肝、脾、肾经位于小腿的穴位附近的敏化点作为远端敏化点进行治疗。

纵向循经疗法：标准治疗方法。

（四）病案举例

一老年妇女右侧内踝肿痛，行走疼痛加重，用拐棍跛行进入诊所。查体内踝及周围组织肿胀、压痛，踝关节各个方向活动疼痛、受限。治疗：患者仰卧位，一手按压三阴交，一手轻按内踝。10 秒钟左右患者诉疼痛开始减轻。继续按三阴交，另一手指轻揉内踝，扩大按揉的范围。一分钟左右，患者诉内踝压痛消失。起身走路，步态恢复正常，不需拐杖。连续治疗 4 次，肿痛完全消失，患者能够走约 2km 而无痛。

二、足、踝外侧面敏化点

（一）部位解析

足外侧面解剖从表到里分别为皮肤、皮下组织、深筋膜、腓短肌、腓长肌、骨膜。

足太阳经循行于外踝后，足少阳经循行与外踝前。

（二）体位解析

治疗体位是掌屈、外展。

（三）诊疗概要

外踝、脚外侧的敏化点，其远端敏化点可以在足太阳、足少阳经五输穴附近寻找。

纵向循经疗法：标准疗法。见视频踝关节扭伤的手法治疗。

ER-24　踝关节扭伤的手法治疗

三、足、踝上面敏化点

（一）解剖解析

足上面解剖从表到里分别为皮肤、皮下组织、深筋膜、胫前肌、趾长伸肌、拇长伸肌、第三腓肌。

从内侧到外侧分别为足厥阴经、足阳明经、足少阳经。

（二）体位解析

治疗体位为脚背屈。

（三）诊疗概要

内踝前缘到拇指为足厥阴经支配；外踝前缘到第四趾为足少阳经支配；拇长、趾长伸肌腱之间到第 2、3 足趾为足阳明经支配。远端敏化点可以在相应的五输穴附近寻找。

纵向循经疗法：标准疗法。

（四）病案举例

一 58 岁男性，到欧洲登山时出现左脚肿痛，就诊时已经肿痛 1 周。体检：左脚第 4、5 跖骨附近组织肿胀、压痛。远端阳陵泉附近发现敏化点。治疗：局部针刺足临泣附近敏化点，远端针刺阳陵泉附近敏化点。标准治疗方法。治疗完毕，患者诉疼痛立即减轻。连续治疗 3 次，患者左脚疼痛、肿胀消失，行走无碍。

四、足底、足后跟敏化点

（一）解剖解析

足底面解剖从表到里分别为皮肤、皮下组织、深筋膜、拇长屈肌、趾长屈肌、胫后肌。足后跟有腓肠肌肌腱、跖肌肌腱与跟骨的连接点。

跟腱内侧、足底主要有足少阴经循行，跟腱外侧有足太阳经循行。

（二）体位解析

拇长屈肌、趾长屈肌、胫后肌治疗体位都是掌屈。腓肠肌、跖肌肌腱的治疗体位是俯卧位，屈膝、脚掌屈。

（三）诊疗概要

跟腱内侧、足底的局部敏化点的远端敏化点在足少阴经五输穴附近寻找，跟腱外侧敏化点在足太阳经五输穴附近寻找。

ER-25 跟腱炎、脚底筋膜炎疼痛的检查和治疗纵向循经疗法：标准治疗方法。见视频跟腱炎、脚底筋膜炎疼痛的检查和治疗。

五、脚趾关节敏化点的关节手法

（一）解剖解析

脚趾关节包括跖趾、近端指尖关节、远端指尖关节。

（二）体位解析

脚趾自然放松状态即可。

（三）诊疗概要

脚趾关节与手指关节的手法类似。在脚趾关节附近找到局部敏化点后，在该敏化点附近的关节的左右两侧的近端和远端同时用力向对侧按压，如果该敏化点压痛减轻，则该关节手法用力方向是正确的。如果不减轻，则将近端和远端的手指对换，即放于远端的手指改为放在近端，放在近端的手指改为放在远端，左右两侧同时用力向对侧按压，如果该敏化点压痛减轻，则该关节手法用力方向是正确的。

找到关节手法正确方向后，可以用贴扎固定。

参 考 文 献

[1] Moore KL，Agur AR，Essential Clinical Anatoy［M］.Philadelphia，Baltimore，New York，London，Buenos Aires，Hong Kong，Syndey，Tokyo：Lippincott Williams & Wilkins，2007.

[2] Olson TR，ADA. M. Student Atlas of Anatomy［M］.Baltimore，Philadelphia，London，Paris，Bangkok，BuenosAires，HongKong，Munich，Syndey，Kokyo，Wroclaw：Williams & Wilkins，1996.

第15章

拉伸手法简介

拉伸手法是使缩短的皮肤、筋膜（包括深筋膜、韧带、关节囊）、神经和肌肉恢复正常长度的方法。因为骨膜紧贴着骨，不跨过关节，且部位较深，所以拉伸比较困难。神经拉伸法本书不介绍。这里主要介绍皮肤、筋膜、肌肉的拉伸方法。

牵拉的适应证：皮肤、筋膜、肌肉或神经紧张，长度小于正常范围，或其内部有结节、瘢痕等组织，或该组织有压痛。

牵拉注意事项：①老年人的皮肤、筋膜、肌肉都比较脆弱，拉伸可能造成损伤，应该警惕。如果使用拉伸，手法要轻巧。②急性损伤组织，使用拉伸手法时要警惕，以不引起疼痛为度，以免加重组织的损伤。③对有凝血功能障碍或在使用抗凝治疗的患者，不要使用拉伸手法，以免引起出血。④对于长度大于正常的组织，禁止牵拉。⑤拉伸时不应该产生疼痛，产生疼痛说明拉伸方法不当。

第1节　皮肤的拉伸手法

正常皮肤伸展性良好，局部的张力正常。紧张的皮肤，其伸展性降低，或皮肤内有结节，局部的张力增加，可能刺激疼痛感受器，产生疼痛。因此，恢复皮肤的伸展性，可以降低疼痛的产生。在拉伸过程中，A-β 类神经被激活，其信号在脊髓水平通过疼痛的阀门机制阻断疼痛信号的传入。因此，在逆向刺激疗法标准手法后配合拉伸，可以增加止痛效果。

皮肤牵拉适应证：皮肤紧张，张力增加，或皮肤内有结节、瘢痕、压痛。

皮肤触诊：在做皮肤拉伸前，应该通过触诊，确定皮肤的张力是否增加，皮肤内是否有结节、压痛。皮肤的触诊鉴别方法见第9章第2节"五体触诊"。

皮肤拉伸操作：在面积比较小的部位的皮肤，比如手、脸、足等位置的皮肤，可以用两手手指分别固定于皮肤的两端，然后用适当的力量牵拉皮肤，持续30秒。然后换不同的方向牵拉同一区域皮肤。在面积比较大的部位的皮肤，比如腰背、大腿等部位，可以使用两手手掌固定于皮肤的两端，然后用适当的力量牵拉皮肤，持续30秒。然后换不同的方向牵拉同一区域皮肤。

皮肤由于位置表浅，其牵拉可以用拔罐代替。

第 2 节　筋膜的拉伸手法

筋膜位于皮肤的深部，它张力的增加可以刺激疼痛感受器，产生疼痛。因此恢复筋膜的伸展性，可以减少疼痛的产生。

筋膜牵拉适应证：筋膜张力增加，筋膜内有结节、瘢痕、压痛。

筋膜触诊：在做筋膜拉伸前，应该通过触诊，确定筋膜的张力是否增加，筋膜内是否有结节、瘢痕、压痛。筋膜的触诊鉴别方法：见第9章第2节"五体触诊"。

筋膜拉伸操作：在面积比较小的部位的筋膜，比如手、脸、足等位置的皮肤，可以用两手手指将皮肤皱褶，然后分别固定于筋膜的两端，用适当的力量牵拉筋膜，持续30秒。然后换不同的方向牵拉同一区域筋膜。在面积比较大的部位的筋膜，比如腰背、大腿等部位，可以使用两手手掌将皮肤皱褶，然后固定于筋膜的两端，用适当的力量牵拉筋膜，持续30秒。然后换不同的方向牵拉同一区域筋膜。筋膜与皮肤的拉伸方法类似，但筋膜随着机体皮下脂肪的多少而深浅不同，因此使用的垂直皮肤方向的力量随着筋膜部位深浅的不同而不同。筋膜深的部位，使用垂直皮肤用以固定筋膜的力量更大。如果不能固定筋膜，就起不到筋膜拉伸的作用，实际上是做皮肤拉伸。

皮下脂肪组织少的部位，用拔罐可能起到一定的筋膜拉伸的作用，但对皮下脂肪多的部位，则拔罐只是起到皮肤拉伸的作用，不能有效拉伸筋膜。

第 3 节　肌肉的拉伸手法

在拉伸肌肉时，往往拉伸的是一群肌肉，而不是单个肌肉。要拉伸特定的肌肉，需要根据肌肉的起始点、肌肉所跨关节的特点，来拉伸该肌肉。拉伸肌肉有一个共同的特点，就是要有沿着肌肉长轴方向拉力和与长轴垂直方向的拉力。这两者的比例会影响拉伸的舒适度。拉伸肌肉时要有牵拉感，但不能有疼痛。这是拉伸肌肉的要诀。

肌肉拉伸的适应证：肌肉长度缩短、张力增加、痉挛，或肌肉内有压痛、结节、瘢痕组织。关节不稳定，肌肉过长的患者，拉伸肌肉是禁忌。

下面阐述常见肌肉的拉伸方法。

一、颈部肌肉的拉伸方法

（一）颈椎前面肌肉的拉伸手法

1. 坐位拉伸法　患者取坐位，放松状态。医者一手小鱼际托住患者枕骨粗隆下，另一手置于患者额部以固定头部。医者两手轻轻上抬，然后维持上抬的力量，使患者头被动后仰。如果需要选择拉伸一侧的肌肉，则略向对侧侧弯。后仰到达最大限度后，维持相同的抬力，使患者头部被动恢复到出发点位置。

2. 仰卧位拉伸法　患者仰卧位，床的边缘平患者肩部，放松。医生双手食指交叠，置于患者枕骨粗隆下，其余手指托住患者头部，轻轻向后提供拉力，然后维持拉力，使患者头部慢慢被动后仰，到达最大活动度时，维持拉力30 秒。然后维持拉力，使患者头部回到出发点位置。如果后仰产生疼痛，不后仰也可以起到拉伸作用。

注意事项：①椎动脉狭窄患者禁止使用这个手法。椎动脉狭窄的筛查：患者头后仰、侧弯并向肩部旋转。如果出现眩晕、恶心等症状者可能有椎动脉狭窄。②在头运动过程中，上抬的力量大小不变，否则可能引起疼痛。③在做手法过程中，不能产生任何疼痛，如果产生疼痛，则手法不对，需要调整。

（二）颈椎侧面肌肉的拉伸手法

1. 操作方法　患者坐位，放松状态。医者一手固定肩部，另一手置于患者拉伸侧头部。医者轻轻将头向对侧被动侧弯，侧弯到达最大限度后，以向侧上方的力量牵拉 30 秒。侧弯时合并头前俯或后仰，可以相对选择肌群中的某些肌肉。中斜角肌、后斜角肌、胸锁乳突肌略向后仰。

2. 注意事项

（1）椎动脉狭窄患者禁止使用这个手法。

（2）在做手法过程中，不能产生任何疼痛。如果产生疼痛，则手法不对，需要调整。

（三）颈椎后面肌肉拉伸方法

1. 操作方法　患者坐位，放松状态。医者一手握拳，拳头下缘置于患者胸骨柄上端，让患者的下颌置于拳头上缘。医者另一手置于患者枕骨粗隆，向前上方适当用力。患者前俯到达最大限度后，稍加力，牵拉 30 秒。也可以使用患者的拳头，如果拳头太小，可以在拳头下放几层毛巾。

2. 注意事项　①椎动脉狭窄患者禁止使用这个手法。②在做手法过程中，不能产生任何疼痛。如果产生疼痛，则手法不对，需要调整。

（四）肩胛提肌的拉伸手法

1. 操作方法　患者坐位，放松状态。医者一手将患者的上臂抬起，使患者肘部朝上，用医者肘部将患者肘臂部固定，并用医者该侧的手置于患者枕骨粗隆。医者用另一手固定患者另一侧肩部。将患者头向前侧方向推动，到达最大活动度时，稍加力，牵拉 30 秒。

2. 注意事项　①椎动脉狭窄患者禁止使用这个手法。②在做手法过程中，不能产生任何疼痛。如果产生疼痛，则手法不对，需要调整。

（五）上斜方肌拉伸方法

1. 操作方法　患者坐位，被拉伸侧的手臂内收、内旋，手置于腰背部，放松。医者一手置于患者被拉伸侧肩部，用向下的力量固定肩部。另一手置于头侧面，将患者头向对侧方向推动，到达最大活动度时，稍加力，牵拉 30 秒。

2. 注意事项　①椎动脉狭窄患者禁止使用这个手法。②在做手法过程中，不能产生任何疼痛。如果产生疼痛，则手法不对，需要调整。

二、肩部肌肉的拉伸方法

（一）冈下肌、小圆肌的拉伸手法

1. 操作方法　患者坐位放松。医者将被拉伸侧的上臂被动内收（向对侧肩部前方移动），然后轻轻内旋（将前臂轻轻下移），牵拉 30 秒。

2. 注意事项　在做手法过程中，用力要轻。应该有肌肉被牵拉的感觉，但不能产生任何疼痛。如果产生疼痛，则手法不对，需要调整。

（二）肩胛下肌、背阔肌的拉伸手法

1. 操作方法　患者仰卧位放松。医者将拉伸侧上臂外展 70°~90°，然后一手握住上臂，沿着长轴方向牵拉，另一手轻轻使该肩做被动外旋，到达最大活动度后，拉伸 30 秒。

2. 注意事项　在做手法过程中，用力要轻。应该有肌肉被牵拉的感觉，但不能产生任何疼痛。如果产生疼痛，则手法不对，需要调整。有些患者在肩部外展受限，可以适当调整外展的角度。

（三）胸小肌、胸大肌的拉伸手法

1. 操作方法　患者坐位放松。医者在患者后面，用医者的胸部固定患者的后背，一侧肘部固定患者对侧胸壁，另一手臂置于患者肩关节前面，向后侧方向拉伸 30 秒。

2. 注意事项　在做手法过程中，用力要轻。应该有肌肉被牵拉的感觉，但不能产生任何疼痛。如果产生疼痛，则手法不对，需要调整。

（四）肱二头肌的拉伸手法

1. 操作方法　患者仰卧于治疗床的边缘，放松。医者一手固定患者肩部，另一手使患者肘部伸直，前臂外旋，将整个手臂向前下方向拉伸 30 秒。

2. 注意事项　在做手法过程中，用力要轻。应该有肌肉被牵拉的感觉，但不能产生任何疼痛。如果产生疼痛，则手法不对，需要调整。

三、躯干部肌肉的拉伸方法

（一）双腿旋转拉伸法

1. 操作手法　患者仰卧位，双膝屈曲，放松。医者一手将患者双腿置于医者腰部，用手臂固定。另一手置于患者膝部，使患者双腿向医者站立侧旋

转，牵拉 30 秒。见视频腰部肌肉的牵拉。

2. 注意事项　患者应该完全放松，不应该有主动收缩。患者双肩不应该抬起。医者在操作过程中应该询问患者是否有疼痛。如果有疼痛，应该调整患者膝盖的屈曲程度，直到患者没有疼痛为止。

（二）直腿抬高拉伸法

1. 操作手法　患者仰卧位，双膝伸直，放松。医者一侧肘部置于患者踝关节近端下方，另一手置于踝关节近端上方，将患者下肢固定。然后用适度的力量沿着长轴牵拉，保持拉力，向上慢慢抬高下肢。抬到最高位置后，牵拉 30 秒。

ER-26　腰部肌肉的牵拉

2. 注意事项　患者应该完全放松，不应该有主动收缩。医者在操作过程中应该询问患者是否有疼痛。如果有疼痛，应该调整患者下肢，使疼痛消失。调整方法：调整下肢的内收、外展、内旋、外旋的角度。

（三）胸膝拉伸法

1. 操作手法　患者仰卧位，放松。医者将一手置于患者大腿后面远端，另一手置于大腿前面远端，双手将大腿沿着长轴方向牵拉。保持牵拉力量，将大腿抬高，向患者胸部移动，达到最大活动度时，稍加力，牵拉 30 秒。

2. 注意事项　患者应该完全放松，不应该有主动收缩。医者在操作过程中应该询问患者是否有疼痛。如果有疼痛，应该调整手法，使疼痛消失。

（四）髂腰肌拉伸法

髂腰肌拉伸方法有仰卧位拉伸法、侧卧位拉伸法。其中侧卧位拉伸法有单人拉伸法和双人拉伸法。

1. 仰卧位拉伸法　患者仰卧于治疗床边缘，被拉伸的大腿从床边缘垂下。医者将患者对侧髋关节屈曲，用医者胸壁和手臂将其固定，然后将髋关节屈曲到最大限度。这时患者被拉伸大腿应该高于床面。医者另一手置于患者被拉伸大腿远端，以适当的力量下压，拉伸 30 秒。

2. 侧卧位单人拉伸法　患者侧卧位，被拉伸侧下肢朝上，放松。医者一手置于髋关节，将其固定。另一手臂抱住大腿远端，沿着大腿长轴方向以一定力量拉伸，然后维持该力量，将患者大腿向后移动，到达最大活动度后，稍加力，拉伸 30 秒。

3. 侧卧位双人拉伸法 患者侧卧位，被拉伸侧下肢朝上，放松。一人以双手或髋部固定患者髋关节。另一人双手抱住患者大腿，沿着大腿长轴方向以一定力量拉伸，然后维持该力量，将患者大腿向后移动，到达最大活动度后，稍加力，拉伸 30 秒。

注意事项：以上三种方法以双人侧卧拉伸法最好。患者应该完全放松，不应该有主动收缩。医者在操作过程中应该询问患者是否有疼痛。如果有疼痛，应该调整手法，使疼痛消失。

（五）梨形肌拉伸法

1. 操作方法

（1）方法 1：患者仰卧位，对侧下肢伸直，被拉伸侧膝关节屈曲，交叉置于对侧下肢之上。医者一手置于被拉伸侧髂前上棘以固定，另一手置于被拉伸侧膝关节向对侧拉伸 30 秒。

（2）方法 2：患者仰卧位，对侧下肢伸直，医者双手握住被拉伸侧膝关节近端，以患者下肢长轴的方向牵拉，然后向被拉伸侧下肢的对侧移动，拉伸 30 秒。

2. 注意事项 患者应该完全放松，不应该有主动收缩。医者在操作过程中应该询问患者是否有疼痛。如果有疼痛，应该调整手法，使疼痛消失。

四、下肢肌肉拉伸法

（一）股四头肌拉伸法

股四头肌拉伸法有俯卧位、侧卧位拉伸法、仰卧位拉伸法。

1. 股四头肌俯卧位拉伸法 患者俯卧位放松。医者将患者膝关节屈曲，一手置于膝关节远端，沿着大腿长轴方向牵拉。另一手置于踝关节近端，向患者头部方向牵拉。两手同时用力，牵拉 30 秒。

2. 股四头肌侧卧位拉伸法 患者侧卧位，被拉伸侧下肢朝上，放松。医者一手置于髋关节，将其固定。另一手握住患者踝关节近端，将患者大腿向后移动，髋关节后伸、膝关节屈曲到达最大活动度后，稍加力，拉伸 30 秒。

3. 股四头肌仰卧位拉伸法 患者仰卧于治疗床边缘，被拉伸的大腿从床边缘垂下，膝关节屈曲。医者坐于椅子上，用手置于患者膝关节近端，将其固定；用腿置于患者踝关节上，脚在地上。医者调整脚的位置，以提供适当的力量，拉伸 30 秒。

注意事项：以上三种方法以仰卧位拉伸法最省力。患者应该完全放松，不应该有主动收缩。医者在操作过程中应该询问患者是否有疼痛。如果有疼痛，应该调整手法，使疼痛消失。

（二）阔筋膜肌拉伸法

1. 侧卧位拉伸法　患者侧卧位，被拉伸侧朝上，对侧屈髋屈膝，放松。医者一手固定患者被拉伸侧髋关节，另一上臂和胸壁夹住被拉伸下肢膝关节近端，以下肢长轴方向的力量牵拉，同时使用向患者后侧的力量牵拉，持续 30 秒。

2. 仰卧位拉伸法　患者仰卧位，对侧下肢伸直。医者将被拉伸侧踝关节近端置于医者胸壁，用上臂将患者下肢夹在胸壁上。医者稍向后移动躯干提供以患者下肢长轴的方向的拉力，然后向被拉伸侧下肢的对侧移动，拉伸 30 秒。

注意事项：患者应该完全放松，不应该有主动收缩。医者在操作过程中应该询问患者是否有疼痛。如果有疼痛，应该调整手法，使疼痛消失。

（三）大腿后部肌肉拉伸法

参照直腿抬高拉伸法。

（四）大腿内侧部肌肉拉伸法

1. 操作方法　患者仰卧位，对侧下肢屈膝，小腿置于床对侧外缘下垂。医者将被拉伸侧踝关节近端置于医者侧腹壁髂骨上，用上臂将患者下肢夹在腹壁上。医者稍向后移动躯干以提供以患者下肢长轴方向的拉力，然后向被拉伸侧下肢的一侧方向移动，拉伸 30 秒。见视频大腿内侧肌肉敏化点手法治疗。

2. 注意事项　患者应该完全放松，不应该有主动收缩。医者在操作过程中应该询问患者是否有疼痛。如果有疼痛，应该调整手法，使疼痛消失。

（五）小腿后部肌肉拉伸法

1. 仰卧位拉伸法　患者仰卧，下肢伸直，放松。医者一手置于踝关节近端，将下肢直腿抬高到最大限度，另一手置于患者脚掌前段，提供向患者头部方向的力量，牵拉 30 秒。

ER-27　大腿内侧肌肉敏化点手法治疗

2. 站立位拉伸法　患者以对侧下肢站立，将被拉伸侧脚置于治疗床上。医者一手固定于患者脚与小腿结合部（踝关节前面），让患者将膝关节向前移动到最大限度，医者以另一手握住踝关节近端，提供向脚尖方向的力量拉伸，持续 30 秒。

后记

还记得读中医本科时诵读《黄帝内经》的热情，也熟识那些方块汉字，但毕竟相隔几千年，我与古人认识事物的理念已经大为不同，难以透彻的领会《内经》的那些深奥医理。

1996 年冬天，我在同济医院接夜班时，有一个剧烈腰痛的 29 岁男性患者在病房高声痛哭。患者因为疼痛不能与我对话，没法进行问诊。上一班医生已经用非甾体止痛药，没有丝毫效果。由于诊断不清楚，所以不能使用麻醉类止痛药。当时想到了用针灸，患者在侧卧位屈膝的情况下，双侧委中、承山各扎一针。半分钟后腰痛完全缓解，留针 15 分钟左右后拔针，过 20 分钟后又剧烈疼痛。无奈之下再次扎针，并留针通宵，患者一夜无痛。第 2 天磁共振报告：原发性肝癌腰椎转移。这个病例深深震撼了我，研究经络的种子就此埋下了。我暗暗给自己定下了一个目标，针灸每一个患者，都要求立即见效。

转眼之间，大学毕业 20 年了。临床、科研、教学，中医、西医，随着经验的积累，对中、西医知识的理解也逐渐深入。不满足盲从没有经过实证的理论，不喜欢临床有过多的猜测，讨厌大而空的理论。2016 年，在发现一个立竿见影的手法的启发下，开始了探寻经络实质的旅程。这个旅程一丝一毫也不离开临床实践，一丝一毫也不受空洞理论的束缚。任何理论，如果在临床上对我治疗患者获得疗效无益，它就是没有意义的空洞理论。

大道至简：越接近真理，就能够说得越明白。经过阅读、筛选、思考，找到传入 C 神经元，找到 C 神经网络之间的邻接联系，将五体刺法、针至病所刺法、经络腧穴刺法统一到 C 神经网络模型，将机体的生理、病理和治疗效应归结于 C 神经纤维的物理属性（即 C 神经元没有髓鞘，绝缘性很差），纷繁复杂的针灸理论变得简简单单，明明白白。

当前逢中医必反或者逢西医必反的大有人在。殊不知，中、西医从来都不是你死我活的对立关系。中、西医都以人体的疾病与健康为研究对象，只是采用的认识路线、研究视角不同而已。中医从功能到解剖，西医从解剖到功能。两者采用的视角不同，所以看到的景象不同，所用的术语不同，但并不意味着相互矛盾、南辕北辙。相反，它们可能从不同的路线认识到同一真理。下面举例说明。

C 神经网络的敏化，是包括人在内的脊椎动物的一种保护机制，是进化过程中保留下来的一种普遍现象。由 C 神经网络敏化而引起本腧、标腧、敏腧的敏化，当然也是一种普遍现象。虽然古人没有神经的概念，但在《灵枢·经筋》中反复强调"以痛为输"，可见古人已经认识到触诊时的压痛点作为针刺部位具有普遍的意义。由此可见，中、西医用不同的概念表达着同一内容。中医"以痛为输"，西医直接用针刺激痛点，两者在治疗上毫无实质差别。

针刺体位是以疼痛的阀门机制为基础的，阀门机制是一种普遍机制。古人没有阀门机制的概念，但已经有了针刺体位的要求。两者的认识都指向同一真理，只是各自表述的语言不同而已。

针灸理论从砭石治病开始，经历了针至病所的理论，树状经络模型，环状经络模型，直到本书阐述的 C 神经网络模型，针灸理论在一步一步地前进。笔者认为，在 C 神经网络模型中，针灸理论终于实现了功能与解剖统一。这个统一，不是终点，而是一个新的起点。在实践中，我们一定会发现这个模型中的漏洞、错误。我不会为这些错误悲哀、沮丧，相反，我非常自豪，针灸终于可以站到一个新的高度，回顾历史，展望未来。对于针灸的未来，我信心百倍，那一定是一个光明的、美好的未来。对于针灸未来的发展，鄙人有以下愚见。

一、一切以事实为出发点。我们每一个针灸师，每看一个患者，都在积累着事实。临床可以积累事实，科研也可以积累事实。事实汇集成经验，经验提炼成理论。我们不能迷信任何理论，也不能迷信古人，我们唯一依靠的是事实，这才是唯一可靠的基石。

二、要重视循证医学。循证医学是以证据为基础的临床实践，针灸没有任何理由拒绝它，拒绝循证医学是不切实际的。在针灸研究中出现了假针灸设计的难题，只要我们将道理阐述清楚，不一定非得有假针灸组。假针灸设计的假说本身是一个伪命题。针灸研究完全可以用其他已经证明有效的治疗作为对照组。

三、中西医无界限。随着中西医各自的进步，各自的短板可以得到弥补，各自的医疗模式可以转型。因为中西医研究的对象完全相同，它们完全有可能融合成一个医疗模型。

冷三华

2017 年 1 月 2 日

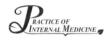

获取图书配套增值内容步骤说明

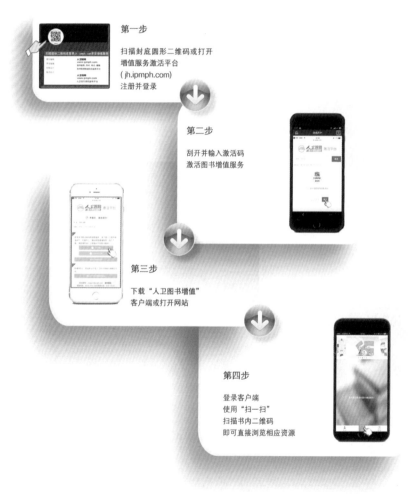

第一步

扫描封底圆形二维码或打开
增值服务激活平台
（jh.ipmph.com）
注册并登录

第二步

刮开并输入激活码
激活图书增值服务

第三步

下载"人卫图书增值"
客户端或打开网站

第四步

登录客户端
使用"扫一扫"
扫描书内二维码
即可直接浏览相应资源

客服热线：4006-300-567
（服务时间8：00—21：30）

58检